这书能让你
战胜抑郁症

宋敬东　编著

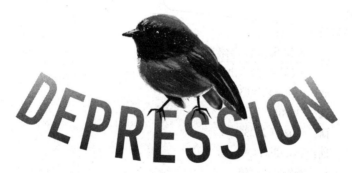

天津出版传媒集团

天津科学技术出版社

图书在版编目（CIP）数据

这书能让你战胜抑郁症 / 宋敬东编著 . -- 天津：
天津科学技术出版社，2022.1（2023.11 重印）

ISBN 978-7-5576-9150-9

Ⅰ . ①这… Ⅱ . ①宋… Ⅲ . ①抑郁症 – 防治 Ⅳ .
① R749.4

中国版本图书馆 CIP 数据核字（2021）第 231061 号

这书能让你战胜抑郁症
ZHE SHU NENG RANGNI ZHANSHENG YIYUZHENG

策划编辑：杨　譞
责任编辑：孟祥刚
责任印制：兰　毅
出　　版：<u>天津出版传媒集团</u>
　　　　　天津科学技术出版社
地　　址：天津市西康路 35 号
邮　　编：300051
电　　话：（022）23332490
网　　址：www.tjkjcbs.com.cn
发　　行：新华书店经销
印　　刷：三河市华成印务有限公司

开本 880×1 230　1/32　印张 6.5　字数 130 000
2023 年 11 月第 1 版第 3 次印刷
定价：36.00 元

抑郁症不是单纯的"心情不好",而是一种情绪疾病。

抑郁症在全球都是最普遍的心理健康问题。它要比感冒严重得多,因为它可以影响生活的每一个方面——从你的心情到你看待这个世界的方式。每当它出现,整个世界都失去了颜色,被一种灰色笼罩着,持续的低落、哀伤、焦虑、疲惫、自责,厌食或暴食、失眠或嗜睡,生活变得看不到前方,一切都慢了下来。对外界的兴趣消失了,哪儿都不想去,偶尔还会想到死亡。

其实,抑郁,也没那么可怕!通过使用维持治疗,比如认知行为疗法,或者是抗抑郁药物,几乎有一半的抑郁症能够避免;而且用心理介入治疗的抑郁症患者复发的概率远低于单独用药物治疗的患者的复发率。

要走出抑郁,就要摆脱"抑郁的习惯"。本书用通俗易懂的文字让你可以轻松获得关于抑郁症的诊断、治疗和康复的相关知识。无论你是对抑郁症感到束手无策，还是有所了解，你都可以翻开看一看这本书。它将告诉你面对抑郁症，最正确的做法是什么，并引导你去寻找最佳的诊断和治疗。阅读完这本书，你将知道：现在哪些治疗对你来说是适合的，并了解可以从恢复过程中获得什么。你会发现自己的睡眠和饮食习惯的简单改变真的能起到作用，并能学会如何监督自己的进步，并在开始感觉更好时学习如何监控进度，以便根据需要调整治疗。

你可以靠自己的力量走出抑郁症，而且从此以后更强大。

目录

第一章
什么是抑郁症

第二章
抑郁症的类型

第三章

抑郁症的主要病因

第四章

抑郁症的其他病因

第五章

帮助抑郁症患者

第六章
抑郁症的治疗

第七章
帮助患有抑郁症的亲人

什么是抑郁症

抑郁症的定义

抑郁症是一种能扰乱人情绪的精神疾病，属于情感性精神障碍。人类的情绪可以被比作一道彩虹：每一种情绪都是独一无二的，但每一种都和另一种情绪相混合。彩虹色带的变化可以体现出情绪的变化，从严重抑郁到轻度抑郁、正常的悲伤、日常的喜怒哀乐、轻度躁狂到躁狂（伴有行为障碍的欣快症）。每个人的情绪都在彩虹的不同色带间转换。当遇到失去工作或者爱人这种事情时，悲伤和沮丧的情绪是很正常和适当的。但当这种情绪发展到无法控制、极端，并且影响身体功能时，就被认为是一种情感障碍。

因为抑郁症患者经常不进行治疗，因此医生无法确定到底多少人患有这种疾病。但可以确定的是，这种病绝不少见。事实上，抑郁症已经太普遍了，有时甚至被称作"精神疾病中的普通感冒"。

抑郁这个词经常被用来形容极度悲伤的情绪。几乎所有人都经历过一次或几次的悲伤。但患有抑郁症（有时被称作重性抑郁症、重性抑郁性精神失常、临床抑郁症以区别于普通的悲伤情绪）的人会经历一种无法抵抗、疲惫不堪的失望情绪，这种失望情绪会持续很长时间，影响一个人在家庭、工作单位和社会中的生活。当一个健康的人对日常发生的事情（如和爱人争吵、晋升失败、离开熟悉的家庭）感到沮丧时，他们会说"我觉得很郁闷。"但是他们所说的郁闷和临床上的抑郁症不同。正常的悲伤，无论感觉多么痛苦，即使未经特殊治疗，也会随着时间而消失。悲伤的人即使很伤心也会继续每天的生活。相反，抑郁类疾病并不会如此容易消失，它会严重影响一个人的思考和行为能力。

如果不进行治疗重性抑郁症是很危险的。自杀倾向是这种疾病的一个常见症状。尽管深度抑郁的人很少有能力实施自杀行为，但当他们开始好转时就会这样做（实施自杀）。此外，未经治疗的抑郁症是自杀的最常见原因。

在有些人身上，抑郁和躁狂交替发生，躁狂时极度兴奋、行为异常。这种人患的是一种被称为双相情感障碍的情感障碍疾病，这种病也被称作躁狂性抑郁或躁狂抑郁性疾病。这种病可以使人极度活跃，易怒且自大。另外，这种病会破坏一个人正常的判断能力从而使他做出不计后果的行为。

躁郁性气质，也被称作循环性情感障碍，是一种表现较轻但持续时间较长的双相情感障碍。躁郁性气质患者有一种时而轻度躁狂时而轻度抑郁的情绪。

与重性抑郁症一样，双相情感障碍也是很危险的。在这种疾病的抑郁阶段，患者可能会有自杀的想法，而在这种疾病的躁狂阶段，患者又会失去正常的判断力而看不到自己行为的危害性。

例如，一个双相情感障碍者会造成巨大的信用卡透支数额，或变得性滥交。在有些病例中，病人时常和现实脱节。

轻度抑郁症是抑郁症中不常见的类型，它包括心境恶劣（也叫作忧郁性疾病或抑郁性神经官能症）和轻性抑郁症（也叫作轻性抑郁性情感障碍），周期性的短暂抑郁性情感障碍很像重性抑郁症，不过它只持续一段短暂的时间。产后抑郁症是一种发生于产后 1 周至 6 个月的新妈妈身上的抑郁症。经前期焦虑症是影响 3% ~ 5% 月经期女性的周期性疾病。患有这种疾病的女性在每次来月经前 1 ~ 2 周感到极度抑郁和易怒。季节性情感障碍是一种仅发生于每年特定时间的抑郁症，患有这种疾病的患者的典型特征是在冬天嗜睡和感觉抑郁，而在夏天情绪正常。不典型抑郁具有混合的症状，这种症状不完全符合现有的任何一种抑郁症类型。

在抑郁症所有的表现中，抑郁歪曲了患者对自己、别人和世界的看法。有的患者的思想被自我厌恶的想法歪曲；有的患者的易怒破坏了他和别人的关系；有的患者的表现看起来似乎是积极的，但这影响了他的判断力，使他变得不计后果。在所有这些病例中，抑郁症都使人们无法正常生活。

尽管抑郁症的症状多种多样，影响了抑郁症患者生活的各方面（从工作时集中精力的程度到夜晚睡眠的深度），并最终打破他们的正常生活。但是，所有的抑郁症都是可以治疗的。重性抑郁症是最有可能治愈的；双相情感障碍虽然没有治愈的方法但可以通过药物控制症状；其他类型的抑郁症也是可以治疗的。在第二章我们将深入讨论抑郁症的不同类型，抑郁症的治疗将在第五、六章中讨论。

我是抑郁还是忧郁

如果你正在经历失去某些重要的东西（比如伴侣或搭档的去世）的痛苦，你就会表现出抑郁的症状，比如夜里无法入睡、没有食欲、在白天无法集中精力等。这种在失去重要东西后的忧郁和哀伤很正常，问题是这种正常的悲伤持续多长时间算是健康的，这一点很难判断。

正常的悲伤会经历几个阶段，你对悲伤事件的反应会从最初否定它，到和它妥协，再到最后接受它。比如，当你的伴侣刚刚去世时，你的反应是哭泣或假想他还活着。在办理他的后事时，你会感觉很不真实，就像看电影一样。你不能相信这种事会发生在自己身上，你会感觉完全麻木。之后，当你认识到自己已经失去了时，情绪就会发生变化，你会出现无法入睡、失落、食欲不振，或者一些其他的抑郁症状。你会感觉到罪恶感、精神紊乱、困惑和绝望，对以前喜欢的事情也丧失了兴趣，你会故意避开家人和朋友。对爱人的回忆占据了你全部身心，你会渴望再见他一面，可能你还会幻想和爱人一起死去（自杀的想法通常并不是正常悲伤的一部分）。但是，渐渐地，当你接受了这个事实时，情绪又会发生变化，你仍然怀念去世的人，但你又恢复了对其他人和事的关心。你会关心自己的衣服是否干净，头发是否整齐，你又会对美味的饭菜和晴朗的天气感到愉悦。

对于有些人，服丧期间的悲伤会对他的人生产生重大影响。有时，正常的悲伤会驱使人们改变他们的生活。例如，如果你的爱人被谋杀了，你可能就会积极游说有权对谋杀犯改变宣判的机构。你可能会用大部分的业余时间做去世的人曾经从事的工作或其钟爱的慈善事业，甚至去从事爱人曾经的工作。

还有些人，对失去（尤其是患了重大疾病后失去健康或活动能力）的反应是精神受挫。在这种情况下，人们会出现一些抑郁的症状，包括自信心下降、强烈的生活失控感和绝望感。患有癌症、心脏病、严重烧伤的病人经常有这种情绪。病人的这种情绪一般会随着康复治疗中自信心的提高而逐渐恢复正常。当然，我们当中的很多人即使没有经历很大的伤心事，有时仍会感到忧郁。可能星期一你丢了车钥匙，星期二提薪的要求被拒绝，星期三要处理堵塞的下水道，这时你就会感到好像所有的事情都不顺利。又或者是你在度过愉快的假期后又要回到繁忙的工作中了，这时你会感到没有什么可期待的了。你可能没有理由感到悲观和不满。这些情绪是正常的，你可以继续过你的生活。如果你感到情绪低落，但是你可以继续正常工作，继续维持和家人以及朋友之间的关系，你就不是临床抑郁症。悲伤和焦虑通常是对大小伤心事的正常反应，至少在经受损失的 2 个月内，这些症状被认为是正常的。但是，如果这种悲伤的情绪在事情过去很长时间后仍然很强烈，正常的悲伤就发展成了临床抑郁症。如果你患了临床抑郁症，你就无法正常生活。你的症状会持续更长时间，更极端，不经治疗症状自行改善的可能性减小，这些症状会使你在工作和社会关系中表现得不正常。

正常悲伤和临床抑郁症的一个重要区别是对自信心的影响。患有临床抑郁症的人对自己、人生和未来一直抱有负面的想法，充满绝望感。他们会认为没有什么是为他们服务的，现在没有，以后也不会有。他们会感到压抑，无法工作，也无法和其他人相处。经历正常悲伤或负面情绪的人可能会沉溺于自己的情绪中，但是基本上他们还是以前的自己。不管怎么样，他们的想法仍是积极的。例如，一个刚被解雇的人可能会想，"我感觉失去那份工作很糟糕。我喜欢那份工作，收入高，而且那份工作我做得很好。"而患有临床抑郁症的人会想，"没有那份工作我要怎么活啊？我想我再也不会找到工作了。我是一个糟糕的人，彻底的失败者。"健康人的想法是对所处情势做出客观的评估，而抑郁症患者的观点是过分悲观和不现实的，这些观点会导致他们无法正常生活。

抑郁症高风险因素

从某种程度上说，我们都有患抑郁症的危险。各类人都可能被诊断为抑郁症，无论是穷人还是富人、年轻人还是老年人、已婚的还是单身的。人的一生中都会经历压力事件，如果这种事件足够严重或数量足够多，就会引发抑郁症。我们对于生理疾病的反应都是脆弱的，都有出现情绪障碍的可能，相应地也有进一步发展成为抑郁症的可能。没有人对抑郁症有完全的免疫力，抑郁症的主要类型（重性抑郁症和双相情感障碍）在有些特定人群中的发病率要高于其他人群。

性别因素

女性被诊断为抑郁症并接受治疗的现象比男性更常见。研究显示，在儿童期，抑郁症的男女比例相同；但在青春期，女孩患抑郁症的概率开始多于男孩。这种易感性在女性的一生中持续存在。即使到了老年，女性抑郁症患者仍多于男性。

对于为什么女性接受治疗的数量比男性多，医生也没有完全搞清楚，但他们有一些观点。其中之一是女性与男性相比承受了更多的压力，所以更易患抑郁症。现在，女性要处理好工作和家庭的矛盾问题，制定合理的家庭和工作时间安排。有些专家认为，随着女孩长大，她们会表现出一些倾向，如更愿意取悦他人而不是自我欣赏，这种倾向可能会使她们以后易患抑郁症。

另一种观点是并不是患抑郁症的女性比男性多，而是女性更有可能寻求治疗。女性可能更愿意承认抑郁症的情感症状，比如感觉悲伤、孤单、无望。根据这个理论，男性则不倾向于承认这些情绪。另外，诊断抑郁症的医生也更倾向于诊断女性患了抑郁症。一些研究者认为医生的这种倾向或许可以解释女性占药物治疗者的60%，而在接受处方治疗者中占75%。

一些理论表明，男性试图用酒精或其他物质来抑制抑郁症的症状，而不是寻求医疗帮助。这样，抑郁症的症状可能被掩盖了，就是说这些症状被看作是酒精或药物的依赖而不是一种单独的疾病。结果，男性抑郁症患者接受治疗的可能性就降低了。

另一个理论是女性更易患抑郁症，这是由于体内激素水平的不断上升和下降。激素是体内特定器官或组织分泌的化学物质，它们控制体内的诸多生理过程，包括生长、代谢和性发育。在女性的月经周期中，激素水平规律的变化。对于某些女性来说，这些周期性变化与抑郁症有关。女性激素水平发生巨大变化的特殊时期包括妊娠（包括刚生产后）以及绝经期（女性一生中月经越来越少直至最后停经的时期）。对于有些女性来说，抑郁症是这些里程碑式的变化时期的标志。

有些研究反对将妊娠和抑郁症联系起来。可能是因为那些容易患抑郁症的孕妇一般是那些婚姻不和谐、自己并不想要孩子和有抑郁症病史或家族史的人。很多女性在生产后的头几天有短暂的抑郁情绪，但只有很少的女性在产后会患上真正意义上的抑郁症。

绝经期曾被认为是女性的抑郁时期。实际上，在以前，医生认为这种抑郁是一种独立的疾病，被称作更年期抑郁症。而现在，我们不再认为这是一种独立的疾病，总的说来，在绝经期，不是所有的女性都会得这种疾病。那些在绝经期患抑郁症的人一般都有抑郁症病史。

在女性中，婚姻不幸、分居、离异的女性重性抑郁症的发病率高，婚姻幸福的女性发病率低。

和重性抑郁症比起来，双相情感障碍在男性和女性中的发病率相等。为什么女性抑郁症患者远多于男性患者，而躁狂症不是这样，其中的原因还不是很清楚。可能是因为躁狂症的症状较为明显，与抑郁症相比更容易引起人们注意。也有可能是抑郁症在男性中被忽略了。

创造力是一个危险因素

艺术家和作家这类人群比其他人群更易患抑郁症。知名艺术家中被认为患有抑郁症的有：作家欧内斯特·海明威、列夫·托尔斯泰和威廉·斯泰伦；诗人安妮·塞克斯顿和沃尔特·惠特曼；画家乔治娅·奥基弗、文森特·凡高和杰克逊·帕洛克。一些科学研究表明，艺术家的成就和抑郁症之间存在联系。例如，一项研究就某作家协会的 30 名成员和另一组非作家成员做了比较，发现抑郁症在作家组中发病率远高于非作家组：作家组中的抑郁症或躁狂症的发病率为 80%，而非作家组中是 30%。另一项独立的针对顶尖作家的研究发现，参与的志愿者中超过 1/3 的人曾接受过抑郁症的治疗。但要想下结论，这些研究还远远不够，对于抑郁症和创造力之间的联系还需要做更多的研究。

即使抑郁症和创造力真的有某种联系，这两者之间的确切关系目前也还不清楚。当一个艺术家患抑郁症、躁狂症或轻度躁狂时，似乎不可能创作出富有创造力的作品。研究发现，很多作家在患抑郁症时无法工作，在患躁狂症时写出的作品很差，而在患轻度躁狂时注意力很难集中，注意力很容易分散。

年龄因素

抑郁症和躁狂症可以影响任何年龄段的人，但首次症状往往更易在人生的特定阶段出现。例如，在青春期或 20 多岁时，最有可能第一次出现躁狂症的症状。而抑郁症也通常在成年首次发病。在大约半数的抑郁症患者中，首次发病时间在 20 ~ 50 岁之间。

尽管抑郁症通常在年轻时首次发病，但老年人对抑郁症似乎有特殊的易感性。对有多少老年人患有抑郁症的评估差别很大。其中一项评估结果显示，年龄大于 65 岁的老年人中约有 15% 的人有抑郁症的某些症状。他们的症状被错误地认为是生理疾病所引起的，而不是抑郁症。

老年人抑郁症发病率高的原因可能有很多。老年人通常经历了很多损失，如健康状况下降，伴侣或朋友去世，退休后收入下降。另外，老年人患生理疾病（如心血管疾病）更普遍，而抑郁症可能是生理疾病的一部分。还有，抑郁症有时是一些处方药的副作用，而年龄大的人吃这种药的情况更多（年龄大于 65 岁的老年人平均每天吃 7 片药物或更多）。

其他因素

如果你曾经患过抑郁症或躁狂症，那么你再患这种病的可能性就会增加。虽然研究者对这类情况的看法并不一致，但确实有大约一半的抑郁症患者会复发。而患双相情感障碍的人大部分会复发。

如果你有亲戚患有抑郁症，那么你患抑郁症的可能性也会增加（对于双相情感障碍尤其如此）。依据一些科学研究，直系亲属（父母、同胞、子女）患有双相情感障碍的人患此病的可能性是直系亲属是健康人的 8 ~ 18 倍。另外，如果你有近亲患有双相情感障碍，那么你更易患重性抑郁症。一些研究表明，直系亲属患有双相情感障碍的人患重性抑郁症的可能性是直系亲属是健康人的 2 ~ 10 倍。同样的，如果你有直系亲属患有重性抑郁症，那你患双相情感障碍或重性抑郁症的可能性是其他人的 2 倍。

不管是对于男性还是女性来说，抑郁症在离异、分居或孤僻的人中更常见。抑郁症使各种社会关系变得紧张，而孤单的人常常缺乏感情寄托。另外，双相情感障碍通常在青年时期第一次发病，患有这种疾病的人很少有约会或结婚的机会。抑郁症在丧偶的人中也很常见，例如，一项研究发现，在伴侣死后一年约有1/6的人表现出抑郁症的症状。某些个性特点会使你对抑郁症更易感。如果你容易责备自己，对人生有悲观的想法，过度依赖别人，那么你患抑郁症的可能性比那种随遇而安的人大。如果一个人在面对其他人时退缩和胆怯，那么他也有患抑郁症的危险，而他们自己并不认为这些性格特点会引起抑郁症。但试想，假如你遗传有易患抑郁症的基因，最近又经历了一些痛苦，在这种情形下你不善于和别人交流的个性肯定会使你患抑郁症的可能性比那些容易寻求帮助的人大。

经历某种伤心事会使一个人在以后的人生中易患抑郁症。在11岁以前失去父亲、母亲或深爱的人，在成年后会有患抑郁症的倾向。曾经参加过战争或在战争中经历惨痛损失以及死里逃生的人，也是患抑郁症的高危人群。损失或者痛苦经历本身或许并不能导致抑郁症，但他们可能导致人一生对抑郁症易感，或加重遗传易感性。

抑郁症和躁狂症可以影响任何社会阶层的人。抑郁症在穷人和富人中发病率大致相等。双相情感障碍似乎在富人中被诊断出来的更多，这可能是因为他们就医的可能性较大。和大学毕业的人比起来，那些没有大学学历的人患双相情感障碍的概率更大。这可能是因为双相情感障碍通常是在年轻时发病，而疾病又会反过来影响患者的学习成绩，从而使患者病情加重。

尽管有些人似乎比其他人更易患抑郁症，但没有人注定会生病。例如，很多抑郁症患者的子女，尽管有患抑郁症的危险因素，却终生未受到抑郁症的折磨。知道自己有患抑郁症的危险因素，可能会激励你学更多关于抑郁症的知识，警惕抑郁症的先兆症状，采取措施降低自己的易感性——比如通过避免过度紧张等。抑郁症绝对不是不可避免的，知道自己有患此病的危险会有助于你打败它。

第二章

抑郁症的类型

和医学上的其他疾病一样，抑郁症分为不同的类型。最常见的类型是重性抑郁症和双相情感障碍，但还存在其他一些比较少见的类型。另外抑郁症也分为不同的等级。当你出现了抑郁症的症状，但还能逼着自己应付每天的生活时，你患了轻度抑郁症；当你有很多抑郁症状，而且不能做好需要做的事时，那你就患了中度抑郁症；当你表现出几乎所有的抑郁症症状，而且应付日常生活有很大困难时，则患上了重度抑郁症。

　　各种类型的抑郁症都属于同一种疾病，被称为情绪障碍或严重情感障碍。每一种类型的抑郁症都有其独特的症状特征。

重性抑郁症

　　重性抑郁症（或被称作重性抑郁性精神失常、单向抑郁症或临床抑郁症）是最常见的抑郁症类型。单相这个词（意思是单极或单向的情感）被用来形容这种疾病表现出一种单一的悲伤情绪（双相情感障碍，即双相抑郁症在这一章的后面将讨论，是双极或双相的情绪，悲伤和欣快）。

　　重性抑郁症对不同的人有不同的影响。大部分患有抑郁症的人会感到持久的悲伤，或对以前喜欢的事情失去兴趣，或者两者皆有。这种情绪的变化伴随着精神和身体的变化，如失眠、健忘，或无法集中精力、食欲不振、疼痛不适。

重性抑郁症反映出来的情绪多种多样，但大部分患者有极度痛苦的情绪。重性抑郁症会使你感觉无用、无望、无助，它会使你因为罪恶感而焦虑。很多人形容他们抑郁的感觉就像乌云或阴影笼罩着他们的生活。

没有人准确地知道抑郁症的病因。有些人是在经历了巨大灾难之后患上了抑郁症，另一些人却是在生活一切顺利的时候患了抑郁症。一种学说是脑内异常的化学活动导致了这种疾病的发生。对于有些人，患这种病是因为遗传了易患病基因；而对另一些人，抑郁症则和体内异常激素水平相关。另外一个与抑郁症相关的因素是生物钟紊乱。

什么人易患重性抑郁症

任何人在任何年龄和任何环境下都可能患上重性抑郁症，但一般而言，抑郁症在 25 ~ 44 岁是初发。在 40 多岁后抑郁症初发现象不常见，但在 60 岁以后抑郁症初发的可能性就会增大，因为这时你会面临退休带来的变化以及因为年龄增长而发生的身体变化。

重性抑郁症的特征

如果你患有重性抑郁症，你并不会一直感到忧郁。在一段时间内抑郁症会让你感到过度忧郁，但过了这段时间就不再是这样了。医生称这个阶段为抑郁症发作期。对于大部分人，这种抑郁症发作期的持续时间为 6～9 个月，不管引起抑郁症的病因是什么以及是否经过治疗。当抑郁症发作期过后，你可能感觉又找回了以前的自己，但也有约 1/4 的病人抑郁持续发作不能缓解。医生也不清楚未经治疗的抑郁症是如何缓解的，有一种说法是人的身体和精神有一种纠正异常行为的自然能力。

当抑郁症是伴随其他躯体性疾病发生时，医生可能会将它们统统作为躯体性疾病来进行治疗，或可能会先治疗引起抑郁症的躯体性疾病。例如，抑郁是甲状腺功能减退的症状。人患甲状腺功能减退时，甲状腺不能制造出足够的甲状腺素，而甲状腺激素的作用是调节代谢（机体利用能量的过程）和调节血钙水平。一旦甲状腺功能减退被控制，抑郁症也很可能不治而愈。

在有些病例中，抑郁症可能被并发的其他症状所掩盖，比如酒精依赖。一个试图用酒精减轻抑郁的人，他的抑郁症状可能被看作是酒精依赖，而不是由于其他原因引起的。这个人可能会接受酒精依赖的治疗，但直到他同时接受抑郁症的治疗时，他才会完全康复。

抑郁症患者中约有一半人会伴有第二次发作。这种反复发作的抑郁症被称作复发或再发性抑郁症。再发性短时抑郁症的症状和重性抑郁症一样严重，但持续时间一般少于 2 周。

有些患者复发抑郁症的可能性更大，尤其是那些在 20 岁前初发抑郁症和有抑郁症家族史的人。发作的次数越多，复发的可能性越大。

重性抑郁症的症状

尽管有些实验室检查可以有助于确诊重性抑郁症，但单凭任何一项单一的检查结果都不能确诊你患了抑郁症。通常，医生会寻找一组同时存在的症状，这组症状就是抑郁症的表现。抑郁症是多种症状的集合。

抑郁症的表现被分为4大类：情绪障碍，如无法抵抗的悲伤或负罪感；行为改变，如逃避其他人；思维或认识的改变，如注意力不集中；身体不适，如失眠。抑郁症的身体表现有时被称为植物性或躯体性抑郁症。抑郁症表现出的症状会随着年龄和生活其他方面的改变而产生变化。例如，年纪大点的人更可能经历抑郁症的躯体症状（如果你是一个中年人，你会主诉持续的悲伤），儿童则通常通过行为改变表现出抑郁症状，如对朋友和学校失去兴趣。

抑郁症会影响你的情绪和思维，从而使你很难准确地判断你的症状。因此，如果你认为自己可能患了抑郁症，可以问问你的密友或家人，看他们是否注意到你的情绪、行为、思维或身体健康发生了变化。他们会看到一些你们没有注意到的事，如谈话时频繁的、神经过敏的手势。另外，抑郁症状在某些时候会比其他时候严重。很多患者在早晨感觉很糟糕，但随着时间的推移会逐渐好转，而另一些人会随着时间的推移逐渐恶化。医生称这种每天的起伏变化为情绪的日周期变化。一些患有抑郁症的女性在月经来潮前的几天症状会恶化。

抑郁症的两种主要表现是持续的悲伤感和对曾经喜欢的事物失去兴趣或愉悦感。如果要确诊你为抑郁症，那么你至少有这两种表现之一，并且持续时间超过2周。另外，这些症状要很严重，会使你在工作或社会交往中行为失常。在你日常生活的每一天，下列症状中肯定有几条表现在你的身上：

☐ 当没有节食时体重明显下降，体重明显增加，食欲不振，或者胃口大增。

☐ 无法入睡或者嗜睡。

☐ 肢体活动比往常增多或迟钝。

☐ 疲惫或没有活力。

☐ 感觉自己没用或不适当的自责。

☐ 无法清晰地思考、集中精力或做决定。

☐ 多次思考死亡，没有具体计划的自杀想法，有自杀企图或实施自杀的具体计划。

在你患有抑郁症时，你会有这些症状的任意组合。如果你有类似的症状，就要找医生谈谈了。

通常，患有抑郁症的人意识不到自己患有抑郁症，可能对朋友或家人的建议有抵触情绪。如果你认为家人需要这方面的帮助，应该和医生谈谈，听听他对于如何帮助他人的一些建议。

悲伤

很多患有临床抑郁症的患者常常感到忧郁，空虚，没有希望，或觉得自己的存在没有价值。他们凄凉的失望感比普通悲伤更剧烈——这是一种痛苦难忍的感情伤痛。如果你患有抑郁症，你会感觉一切美好的事物都被遮蔽了，你无法回忆起幸福的时光，不能想象再次拥有幸福的感觉。尽管悲痛，你却可能哭不出来。通常只有当抑郁症状改善时，你才可能会哭泣。但另一些抑郁症患者，可能一天大部分时间都在哭泣，尤其是在抑郁症早期时。抑郁症的特征性的灰暗情绪有时被称作焦虑情绪或焦虑。

但不是所有的抑郁症患者都有悲伤感。相对于悲伤感而言，儿童和青春期抑郁症患者表现出的更可能是敏感易怒的情绪；而年轻的抑郁症患者大部分时间会表现出暴躁、易怒，感觉自己丑陋、愚蠢和无能；成年抑郁症患者会感到不满、充满敌意或生气；年纪更大的患者则可能更多地倾诉自己身体上的疼痛和不适。

很多抑郁症患者在感情上会逃避其他人。你可能不再喜欢和同事或同学一起吃午饭；在家里，你可能在一家人一起吃晚饭时一个人静静地坐着，或者尽快逃到床上去；如果你的爱人想和你讨论一下你的行为，你可能会很反感。而抑郁症的其他症状往往会使你的社会交往变得更少。例如，你会一直感觉疲惫，不太想参与朋友的远行或购物活动。如果你一天中大部分时间都很悲伤，你会因为害怕在他们面前流下眼泪而避开他们。

失去愉悦感

　　你可能对曾经喜欢的事物不再有兴趣。这种对正常的愉悦行为缺乏愉悦感的现象有时被称为兴致缺乏。你喜欢的电视节目、喜欢喝的酒、在春天散步、和你最亲密的朋友晚上出去散步——你对此都会失去兴趣，你曾经觉得满意的工作可能也突然变得没有意思了。一些患有抑郁症的人说世界好像毫无色彩。

　　抑郁症发作时，你的性欲会消失。对于有些人来说，性冲动的降低可能是警示自己患有抑郁症的首发症状。如果你患有抑郁症，性行为可能就成了一种烦恼。你可能想不起来为什么性爱会使人感到愉悦，或者虽然你有过性生活的欲望，但不能勃起或达到性高潮。抑郁症的其他表现也可能降低你的性欲。例如，你对自己的不信任可能会使你怀疑自己是否真的喜欢你的伴侣。

饮食习惯的改变

　　抑郁症发作时，你对食物的态度也会发生改变。你可能一直都不会觉得饿，甚至几十个小时不进食仍没有饥饿感，或者吃一两口后就感觉再也吃不下了。你还可能对食物产生厌恶感或者完全忘记吃饭。当有人催你吃饭时，你会吃，但不会去享受食物或真正地去品尝食物。可能你知道自己应该吃多点，但一想到需要购买和准备食物你就会感到疲惫不堪。抑郁症的一个症状是在你没有选择低热量和低脂肪饮食时，体重每月减轻超过 5% 或更多。患有抑郁症的儿童可能体重不会增加，而在他们这个年龄，体重应该是增加的。

但是，也有一些抑郁症患者发现他们的胃口比以前大了。你会发现自己比以前吃得多，渴望某种类型的食物。例如，患有季节性情感障碍的人通常偏爱馒头、面条或红薯类的碳水化合物；患有双相情感障碍的人可能偏爱甜食。有时医生将食欲增加看成抑郁症的不典型表现。每月体重增加超过正常体重的5%或更多也是抑郁症的表现。

这些食欲的改变可能会困扰你，它们可能给因为患有某种生理疾病而需要特定饮食的人带来危害，例如患有糖尿病和高血压的人。

睡眠习惯的改变

大约80%的抑郁症患者有睡眠问题，这被称作失眠症。抑郁症患者的失眠问题多种多样。可能你晚上入睡时间比正常延长，也可能容易入睡但夜间醒来几次。当你醒来时感觉担心或焦虑，或者，你可能躺着几小时睡不着，思考你的失败。一个普遍问题是早晨早醒，可能在凌晨3点。这种类型的早醒在医学上称为终期失眠症或夜间失眠症。患有抑郁症的人早醒可能是抑郁症会复发的首发报警症状。

一小部分抑郁症患者渴求睡眠。例如，当你患有季节性情感障碍时，你在冬天睡眠的时间会延长。甚至在睡了14小时之后，你仍然可能感觉行动迟缓和疲惫，在医学上被称为睡眠过度。

身体改变

抑郁症发作时，你的肢体协调能力会发生改变。最常见的改变是动作速度减慢。当你就座时，肩膀可能会突然塌下来；你会将视线从其他人身上转移走，更喜欢盯着地面看；当你活动时，会比正常时慢；你说话会很慢，使用的词很少；当别人和你说话时你可能需要花两三分钟的时间才能说出一个字。医生将这种动作的减慢称作意识运动延迟。

几乎所有的抑郁症患者都抱怨自己的精力下降了。你可能总是感觉疲劳，像倒空洗碗机或写封信这种简单的事情似乎都令人疲惫不堪。开始一项新的工作，不管是粉刷厨房还是给汽车换油，都会变得完全不可能。这种无力感导致的结果是，很多抑郁症患者发现他们在家里、办公室和学校的工作受到影响。

很多抑郁症患者有慢性疼痛感，尤其是头痛、胃痛和背痛。有些人还会出现胃肠道症状，如便秘、消化不良和肠易激综合征。另外，抑郁症患者可能会有痛经或月经周期不规则的情况。一些抑郁症患者会因为这些身体不适而去就诊，却不是因为感到抑郁而去就诊。大约有50%的抑郁症患者向医生主诉身体疾病，而没有提及情绪改变。如果你长期感到疼痛不适，即使你没有极度悲伤，你也有可能患有抑郁症。医生称这种疾病为隐蔽性抑郁症。如果你是隐蔽性抑郁症患者，你会有悲伤感，但这种悲伤感是由精神状态引起，而不是由躯体疾病引起的。

扭曲的情感和思维

如果你患有抑郁症，你可能再也无法按照以前的方式思考。你会变得烦恼或反应迟钝，很难集中精力专注于某一件具体的事，像挑选一件要穿的衬衫这种简单的事情也会变得很困难。你也可能会变得健忘。这些变化也许只有你自己才会注意到，但有时其他人也发现了这些变化。

焦虑情绪影响着高达90%的抑郁症患者。因为有焦虑情绪，你会感到莫名的恐惧。你很担心，担心现实的事情或想象的事情，或者你总是认为将有什么不好的事情发生。例如，如果电话响了，你认为会听到坏消息。

患有抑郁症的人会有扭曲的想法和情绪，就是说，你的想法并不能反映事实。在一些严重的病例中，患者的这些歪曲的想法变成了幻想。幻想是坚定地相信某件事，尽管事实证据与此相反。医生将这种幻想分为两类，一类在语调和内容上是悲伤的，另一类在语调和内容上是快乐的。第一种类型的幻想是，一个患有抑郁症的女性可能感觉极度无力，尽管事实上她很舒适。第二种类型的幻想是，一个患有抑郁症的人可能认为自己是一个强有力的领导者。在少数的病例中，有些患者会出现幻觉，就是说看到、听到、感觉到、品尝到或闻到事实上不存在的事物。

抑郁症患者还会丧失自信心，或有强烈的无用感或自责感。这种情感和正常的悲伤反应截然不同。比如你因为患有慢性病而不能继续做全职工作了，这时产生悲伤和愧疚的情绪是正常的。但是过分自责就会发展成为幻想，例如，如果你的抑郁症很严重，你可能认为你患病是因为上天在惩罚你，并且认为这种惩罚从某种程度上说是注定的。

抑郁症普遍存在的自我勉强可能因为抑郁症的其他症状而加重。例如，你会感觉太疲惫，不愿打开邮箱，经常把未还款的账单抛在一边，之后，当银行打电话催还欠款时，你会感到很窘迫，责备自己欠债不还。另外，你的症状会使你不太可能寻求帮助。你会注意到自己所有的变化，从持续的疲惫不堪，到缺乏对感兴趣的事情失去热情，并因此认为自己一无是处。而事实上，这些都是你患病的表现。

因为抑郁症影响了你的思维，使你只看到坏的事物，看不到好的事物，它也会影响你对医疗帮助的态度。例如，你会感觉自己的症状很严重，你不相信自己的疾病是可以治疗的，但事实上情况可能并没有那么严重。这种错误想法会使你给医生提供错误的信息。例如，你会告诉医生某种治疗方法在你以前抑郁症发作时治疗效果不好，即使这种方法很有效。因为在抑郁症发作时，你真的认为那段经历是消极的。这样，你的医生可能通过第三者确认你提供的信息是否属实。

死亡经常占据抑郁症患者的心灵。约 2/3 的抑郁症患者考虑过自杀，有些人无法思考其他事情。经过治疗的重性抑郁症患者中有 10%～15% 的人最后选择了自杀。通常那些症状非常严重的抑郁症患者缺乏自杀的力气和动机，但是当他们的症状缓解、力气增加时，他们自杀的风险也会增大。在有自杀企图的人中，如果有必须活下去的理由，例如希望抚养幼小的孩子，那么他们实施自杀的可能性就会减小。那些有详细自杀计划的人和有了自杀念头并且症状缓解的人有很大的自杀危险。为了患者的自身安全，这些人应该被送去医院接受住院治疗。

重性抑郁症的治疗

重性抑郁症的治疗方法多种多样，包括药物疗法、心理疗法（由心理医生、心理学者、心理分析家或咨询师实施）以及联合治疗。选择什么样的治疗方法取决于症状的严重程度。有些医生认为对于轻中度抑郁症患者，心理疗法和药物疗法同样有效。如果你的抑郁症更严重，医生可能会建议药物和心理疗法相结合。药物疗法可以使你的身体症状快速缓解，而心理疗法可以帮助你用新的方式思考你的人生。

重性抑郁症的类型

重性抑郁症有一些不常见的类型，被称为重性抑郁症的亚型。包括精神病性抑郁症、不典型抑郁症、产后抑郁症、产后精神病和经前期焦虑综合征。

精神病性抑郁症

患有精神病性抑郁症的人除了有抑郁症的症状外还会幻想或出现幻觉。约15%的重性抑郁症患者的疾病能发展为精神病性抑郁症。因为这种病的症状，患有此病的病人可能无法准确估计他们行为的后果，因此有自杀的危险。因为这些原因，患有精神病性抑郁症的人需要立即治疗，可能还需要住院治疗。

不典型抑郁症

患有不典型抑郁症的人有混合的症状，包括一些典型的抑郁症症状，以及一些不典型症状。例如，他们可能像患有重性抑郁症的人一样，感到生活没有希望，失去勇气，自责。但他们可能吃得和睡得比以往多，通常体重会增加，一般在晚上会比早晨感觉更糟糕。与此相反，大部分抑郁症患者胃口下降，出现睡眠障碍，在早晨感觉更糟糕。不典型抑郁症和重性抑郁症的另一个区别是，不典型抑郁症的症状通常是慢性发作（持续时间较长），而不是急性发作的。不典型抑郁症通常在青春期首次发作，女性患者多于男性患者。不典型抑郁症通常用抗抑郁药物治疗、心理治疗，或二者联合治疗。

产后抑郁症

产后抑郁症和重性抑郁症症状相同，一些研究者认为产后抑郁症可能是重性抑郁症的一种类型。约10%的新妈妈患有这种疾病。各种女性均可能患有产后抑郁症，但曾患有重性抑郁症或某种轻型抑郁症的人患产后抑郁症的可能性更大。一些数据显示，那些在怀孕时遇到困难或难产，或婚姻不幸福，从朋友、家人或邻居处获得帮助较少的女性更可能患产后抑郁症。

大部分女性在产后的前几天都存在正常的忧郁，而患抑郁症的产妇在生产后的忧郁症状比正常产妇产后的忧郁症状要更为严重，持续时间更长，造成的伤害也更大。如果不经过治疗，产后抑郁症可以持续几个月，甚至几年。尽管这样，很多女性还是不会去寻求帮助，而是责备自己不应该在应该高兴时感到悲伤。尽管在生产后情绪起伏是正常的，但当抑郁情绪持续时间延长、胃口差和睡眠失调（与婴儿醒来无关）时，去看医生是有好处的。产后抑郁症可以用以下方法来治疗：谈话疗法、分组疗法和抗抑郁药物治疗，或将这些方法联合使用来治疗产后抑郁症。

产后精神病

在一些罕见病例中，产后抑郁症可能发展成为一种更严重的疾病状态，成为产后精神病。在 1000 个新妈妈中，可能有一个或两个患有这种疾病。这种疾病的症状包括幻想、产生幻觉和自杀想法。患有产后精神病的女性需立即使用药物治疗，可能还需要住院治疗。

经前期焦虑综合征

经前期焦虑综合征是一种周期性疾病，影响 3% ~ 5% 的月经期女性。患有这种疾病的女性在月经前 1 ~ 2 周感到很抑郁和易怒，她们的症状比月经前期综合征（PMS）的症状严重。经前期焦虑综合征的治疗方法包括运动疗法，各种类型的心理治疗和抗抑郁药物治疗。

心境恶劣

心境恶劣，有时被称作轻型抑郁症，是一种持续时间较长的抑郁症，其特征是持续缺乏愉悦感。如果你患有心境恶劣，在大部分时间里你都会感到悲伤，你会记不起何时曾有过愉快和兴奋的感觉。患有心境恶劣的人经常形容自己"从出生开始就抑郁"。你可能缺乏幽默感，很少感到愉快，担心和自责控制着你的思想。你可能性格内向和嗜睡（可能每天需要 9 小时或更多的睡眠），或者可能有阶段性发作的失眠症。不管处于什么样的环境，你都会觉得自己是失败者。你有责备自己和他人的倾向，很轻易就会抱怨，甚至可能会有自杀的想法（尽管不像重性抑郁症患者那样有积极的自杀行为）。但是，在办公室你会集中精力工作，别人可能会认为你是一个可以信赖和有自我牺牲精神的人。你的情绪总是这样，没有任何变化，或者只是有时发生短暂的变化。

心境恶劣的特征

如果一个人一天 24 小时都感到悲伤，这种情况几乎每天都发生，持续时间超过 2 年，在此期间没有超过 2 个月的症状缓解期，而且这种症状严重影响了他的生活，或者给他的生活带来了困扰，那么医生就会诊断此人患有心境恶劣。对于儿童和青春期患者，患有心境恶劣的征兆是：一年的大部分时间有心境恶劣的症状，并且这种症状持续至少一年的时间。其他的限制症状包括以下症状中的至少2条：

□ 胃口差或食欲过盛。
□ 入睡困难或嗜睡。
□ 精力差。
□ 缺乏自信。
□ 无望感。

这些症状严重干扰心境恶劣患者的生活。如果你曾患有轻度或重度的躁狂症，或你的症状由另一种精神症状引起，又或者你的这种情绪由物质滥用、服用药物或躯体疾病引起，医生就不会诊断你患有心境恶劣。

心境恶劣的情况一般会持续很多年，甚至有时会贯穿于一个人的一生。由于这种疾病持续时间很长，给患者带来的困扰会很大。患有心境恶劣的年轻人会感到很难集中精力，而且他们的功课会受到影响。由心境恶劣引起的忧郁情绪也经常会导致夫妻关系的紧张，一些患者会实施自杀。

心境恶劣也可以恶化成为一种更严重的抑郁症。有多达50%的心境恶劣患者以后会患重性抑郁症或双相情感障碍，儿童心境恶劣患者尤其有这种危险。这种改变是逐渐发生的，因此你可能注意不到自己情绪的恶化。一些心境恶劣患者同时会伴有重性抑郁症，这种情况有时被称作双重抑郁。

什么人易患心境恶劣

有些研究者认为这种疾病可能很普遍，因为它很容易被忽视和不被治疗。在成人中，女性患者是男性患者的 2～3 倍。心境恶劣可以在儿童期和青春期首次发作。如果你患有心境恶劣，可能同时患有另一种心理或躯体疾病，你可能患有恐惧症、焦虑症或者人格障碍等心理疾病，而多发性硬化症、获得性免疫缺陷综合征（艾滋病）和甲状腺功能减低症等躯体性疾病也会表现出心境恶劣的症状。另外，心境恶劣患者为了缓解悲伤的情绪会滥用酒精。患有焦虑症、智力障碍、注意力缺乏性多动症（ADHD，一种以注意力不集中、冲动行为、多动为特征的疾病状态）的儿童或青春期患者可能同时患有心境恶劣，而未被诊断出来。

没有人知道是什么引起心境恶劣。曾经，医生认为心境恶劣仅仅是性格所致。现在，医生怀疑一些人可能对这种疾病有遗传易感性，因为很多患有心境恶劣的人的亲属通常也患有其他情绪障碍。另外，研究发现如果双胞胎之一患有心境恶劣，另一个通常也患有这种疾病。在有些病例中，心境恶劣可能是重性抑郁症发作后的后遗症。另一种理论是心境恶劣可能与生物钟紊乱有关。心境恶劣患者通常睡眠不规律，这表明异常的生理（白天和夜晚）节律可能是这种疾病的基础。

心境恶劣的治疗

心境恶劣没有确切的根治方法，但治疗可以使症状减轻并阻止病情恶化。心境恶劣通常在人生的早期发病，大部分人平均在发病10年后寻求帮助。患者可能因为将这种持续的糟糕情绪看成是人生的一部分而延迟治疗，但是越早和医生交谈，症状就越容易缓解。对于患有心境恶劣的儿童来说看医生尤其重要，因为早期治疗可能阻止更严重的情绪障碍，学习成绩差和以后的药物滥用。

以前，心境恶劣的主要治疗方法是心理治疗，最普遍的是心理分析疗法。其他治疗方法包括认知治疗、行为治疗、人际关系治疗。很多医生认为心理治疗和抗抑郁药物治疗的联合疗法可能是治疗心境恶劣的最有效方法。

不是每个人都可以从心境恶劣中完全康复，大约25%的患者经过治疗后仍然有心境恶劣的症状。即使药物治疗不能完全根治心境恶劣，但至少它可以改善你的情绪，而心理治疗可以教你一些对抗心境恶劣症状的方法。

季节性情感障碍（SAD）

季节性情感障碍是抑郁症的一种类型，它只在一年的某段时间发作。大部分患有这种疾病的人会在冬天感到嗜睡和抑郁，而在夏天会感觉正常或异常高兴。一般说来，疾病通常在10月和11月发作，而在3月或4月症状消失。有些患者会在一年的其他时间发作，尤其是那些在黑暗环境中工作、有视力问题，或者是居住地缺乏阳光的人。

季节性情感障碍的特征

如果你的精力在秋冬季下降，你可能就患有季节性情感障碍。在这几个月里，你可能感觉疲惫不堪，需要更多的睡眠时间；你的胃口增加，尤其偏爱碳水化合物（含淀粉的食物），体重增加5～10千克；你会发现工作时很难集中精力，在家里很难做完所有的家务事。悲伤和焦虑控制着你的情绪，你可能发现自己在逃避家人和朋友。如果你是女性，你会发现在月经来潮之前的几天你的情绪会变坏。对儿童来说，在冬季变得脾气暴躁、功课不好、很难起床可能是季节性情感障碍的征兆。

季节性情感障碍的典型抑郁时期会持续5个月，当春天到来时，你会感觉你又回到了正常的生活中。你的精力增加，在冬天增加的体重被减掉，你的情绪恢复正常或者感觉比正常时更好些。对于许多患有季节性情感障碍的艺术家来说，春季是他们一年中最富有创造力的时期。

什么人易患季节性情感障碍

我们对季节性情感障碍还没有完全了解。一些人将这种疾病解释为5-羟色胺激素水平下降，N-乙酰-5氧基色氨激素水平的波动，和异常的生理节奏（白天和黑夜）。一些研究者认为有些人对这种疾病有遗传易感性。

季节性情感障碍的治疗

季节性情感障碍的典型治疗从光疗开始，即让患者每天坐在明亮的光线下一段时间。对于有些患者，医生会建议他们在冬天时接受抗抑郁药物治疗或改变饮食习惯。

夏季抑郁症

有些人会出现一种与季节性情感障碍完全相反的症状，他们在夏天感觉抑郁，而在冬天感觉正常或者异常高兴。

如果你患有夏季抑郁症，可能你在夏天会没有胃口、体重减轻、睡眠困难、焦虑和烦躁不安。但当冬天到来后，就感觉正常或异常兴奋。

双相情感障碍

双相情感障碍（即双相抑郁症）也被称为躁狂性抑郁或躁狂抑郁性疾病。如果你患有双相情感障碍，你的情绪会在悲伤（抑郁）和欣快（躁狂）这两个极端之间波动。在这两种极端情绪的发作期之间，你的情绪可能是正常的。但是在疾病的抑郁症发作期，你会经历和重性抑郁症患者同样的症状。此后你会经历一段轻症躁狂，这被称作轻型躁狂，以增加的活力、性欲、愉悦感和自信为特征。但是，在躁狂发作期，你会变得异常兴奋、奢侈或易怒，你的精力、愉快感和自信心会变得很不正常，这是非常危险的，因为它可能会使你产生错觉。这种情绪改变可能与每天发生的事情无关，但这种变化的症状可能会影响你的正常生活。

医生至今仍没有完全了解双相情感障碍的病因。尽管环境因素也会诱发双相情感障碍，但是很多人认为这种疾病与遗传基因有关。双相情感障碍没有治愈的方法，但可以通过药物改善其症状。其他治疗方法也可以帮助你克服这种疾病带来的困难和减轻躁狂发作时产生的危险。

双相情感障碍的特征

人的情绪可以被看作是一道彩虹，每一种特有的情绪都和下一种情绪相连。双相情感障碍患者的情绪在疾病的进程中经历了彩虹的不同色带，一个人的情绪经历的彩虹色带数目取决于所患疾病的类型：一些人经历了从重性抑郁症到严重躁狂症的两个极端，这被称为 I 型双相；其他人主要经历从抑郁到轻型躁狂，被称作 II 型双相。这种情绪的波动可能导致真正的悲痛。这种疾病可能会严重影响人们在社会或家庭生活中、在他们的工作中或在生活其他重要方面的表现。

双相情感障碍的周期循环类型是变化多样的。在很多病例中，疾病首先表现为抑郁发作，在几天、几周或几个月后抑郁症状会转为躁狂症状。有些人在躁狂发作和抑郁发作之间的那段时期情绪是正常的；而另一些人或是严重的抑郁发作，或是严重的躁狂发作，两者之间并没有情绪正常的间隔期。有些双相情感障碍患者会连续经历几个抑郁发作期，而只有一个偶发的轻型躁狂发作期。但另一些患者会频繁出现躁狂症状，而抑郁症状出现的不频繁。10% ~ 20% 的双相情感障碍患者只有躁狂发作而无抑郁发作，还有其他一些人同时经历躁狂发作和抑郁发作。

双相情感障碍患者在疾病的不同发作阶段情感完全不同。在抑郁发作阶段，你可能会经历以上所述的各种抑郁症的症状：你可能会失去勇气，感到自己很没用或很难集中精力。与此相反，轻型躁狂患者则感觉超好：心情愉快，害羞感也消失得无影无踪，头脑中时常有新的想法，你觉得自己很轻松，充满活力，很幸福，无所不能。在躁狂发作期间，即双相情感障碍表现最剧烈的阶段，所有事情的节奏都加快了。你的思维会变得极度跳跃，以至于你无法集中精力。你的行动跟不上思维、记性变差、烦躁、易怒、恐惧、无法控制自己。所有这些感觉，尽管互不相同，但都是双相情感障碍的症状。双相情感障碍可能带来危险，躁狂症严重影响了你的判断，你可能做出不计后果的行为。如果你的症状很严重，你会完全与现实脱节并且产生错觉。在躁狂症发作阶段，患者可能有自杀的想法，未经治疗的双相情感障碍患者至少有 15% 实施过自杀行为。因为以上的原因，在躁狂或抑郁急性发作时，患者最好住院治疗。

什么人易患双相情感障碍

双相情感障碍与其他类型的抑郁症不同，它的男女发病率相等。尽管在儿童和老年期也会发病，但这种疾病通常在青春期或成年早期发病。许多双相情感障碍患者患有其他疾病，而且在这些人中物质滥用很常见。有些病例中，重性抑郁症发作几年后会发展为双相情感障碍。如果你患有双相情感障碍，可能在今后的人生中都摆脱不掉它了。大部分人在疾病发作一次后还会复发，约 80% 的双相情感障碍患者一生中发作 4 次或 4 次以上。双相情感障碍的发作会越来越频繁，治疗也越来越困难。

躁狂发作的症状

躁狂症似乎对思维有正面影响。它的症状包括异常的乐观情绪，各种各样层出不穷的想法，感觉自己很有天分和充满活力。但是在躁狂发作时，这些积极的感觉会导致不合适的甚至有害的行为。你可能就如何提高利润的问题对公司的首席执行官进行错误的说教；你可能投入到完全不了解的商业活动中去；你可能和同事发生性关系，然后建议你的伴侣三个人一起组建一个家庭。在极度躁狂时，你可能认为宇宙的物理法则对你不适用——也就是说在你的认识里，如果你急着去某个地方，你可以冲向迎面开来的车而不会受伤。

躁狂症使你对生活各个方面的热情都增加了，你可能比平常更有活力，一天工作 16 小时，每天晚上去俱乐部跳舞，业余时间画抽象画。可能你会觉得这种紧张的生活令你很满意，但是你的思维并不能永久维持。随着躁狂症的进一步发展，你的情绪会变得更为夸张，更加无法预料。你的那种极度愉快可能演变为烦躁易怒，任何形式的挫折都让你觉得不可忍受。你会完全放任自己的情绪爆发，而这会吓到别人。你会变得异常暴躁，尤其是当别人试图限制你的行为或不能满足你过分的需求时。

最后，大部分的躁狂发作演变成为重性抑郁症。你会迅速清醒并冷静下来。而你的伴侣可能已经因为你躁狂发作时的不忠行为而离开了你，你可能已经负债累累，你的雇主可能正在等待你那个雄心勃勃的计划的结果，而你根本就不可能完成它。在经历了从躁狂症到抑郁症的巨大落差后，很多人会产生自杀的念头，此时非常有必要住院治疗。

如果你患有躁狂症，你可能意识不到自己有躁狂症的症状。洞察力的缺乏是躁狂症的一个特点。你可能否认自己生病，拒绝药物治疗。开始时，你可能看起来不像是有病，尤其是对于那些不了解你的人。他们会发现你拥有无尽的活力和富有感染力的乐观态度。甚至有些医生也对此犹豫不决，没有诊断出躁狂症。但是一些了解你的人会发现你的情绪是不正常的，那些人可能坚持你应该接受适当的治疗，而你可能对他或她的介入感到愤怒。如果你的行为变得明显脱离了现实并已经对他人构成威胁时，可能就需要住院治疗了，尽管这违背了你的意愿。

因为躁狂症与抑郁症并存，所以通过实验室检查并不能诊断出躁狂症。因此，医生需要寻找一种特征性的症状表现。和抑郁症一样，躁狂症是一个综合征，这意味着它也有一系列同时发生的症状。可能因为躁狂症的症状太明显了，所以躁狂症似乎比抑郁症更容易被诊断。

但尽管这样，研究者怀疑多达 1/3 的躁狂症患者可能没有接受治疗。

躁狂症的主要症状是异常的欣快、奢侈或情绪烦躁。这种浮躁的情绪至少要持续一周，才能确定其为躁狂症。但是在有些病例中，躁狂的症状太极端以致在发病后很短的一段时间内就需要住院治疗。如果这种异常的欢快情绪伴随下列症状的 3 种或以上，过分易怒的情绪伴随下列症状的 4 种或更多，就是躁狂的表现。

☐ 过分的自信或夸张（过高估计自己的重要性）。

☐ 对睡眠的需要急剧减少。

☐ 说话比平时多或说话不停。

☐ 极度跳跃的思维。

☐ 注意力很容易被一些微不足道或不相关的事物吸引。

☐ 快速的肢体活动和在生活各方面显著增加的活力，包括社会、工作、学习和性生活方面。

☐ 对于可能导致不良后果的行为过分热衷，如无限制的花销。

只有当这些症状太严重以致影响你的正常生活，包括工作、社会或者是和其他人的关系上时，躁狂症才可以被确诊。有时，在用某种方法治疗抑郁症后的短时间内会出现躁狂的症状，例如，在抗抑郁药物治疗后。在这种情况下，不能诊断为躁狂症。躁狂症的症状通常出现得很突然而且在几天内迅速恶化。

情绪改变

大部分患者感觉处于世界的顶端。如果你患有躁狂症，你可能感觉到一种深刻的愉快感，这与生活中发生的事情毫无关系。没有人能削弱你的自信心，你精力充沛，可以在短时间内完成大量的工作。世界变得丰富多彩和令人兴奋，你涌出很多想法，讲很多笑话和俏皮话。没有什么事可以使你不高兴，无论它多么使人悲伤。这种极度的愉悦被称作欣快症，无论是对自己或他人来说，欣快症的代价可能都是很昂贵的。你可能渴望与陌生人拥抱或感觉宇宙神秘无比。你会变得很愿意骚扰别人，希望所有的时间都和其他人一起度过或者半夜给朋友打电话。

欣快症在躁狂发作的早期尤其常见。之后，这种强烈的感情会逐渐转变为烦躁易怒，尤其是其他人试图干涉你时。如果事情不像你计划的那样发展，你可能立刻由大笑转为大怒。任何试图违背你意愿的行为都会引起你的愤怒。

躁狂症患者会流露出乐观的态度。你可能发现你终于发挥了自己的潜能、创造力，无论是在社交、经济、职业还是性生活方面。躁狂症患者的自信被夸大，完全与自己的实际能力脱离，例如，即使你根本没有音乐天赋，你也可能编写教堂歌曲，并坚持认为唱诗班愿意表演。如果你患有躁狂症，你真的相信没有事可以阻止你。

扭曲的思维

这种过度的自信可能发展成为一种自夸的错觉，你会认为你是超人、电视明星或世界的领导者，多达 75% 的躁狂症患者会产生幻觉。在这种情况下，躁狂症患者可能对任何形式的限制产生免疫力，无论是社会约束还是法律约束。这使得危险行为发生的可能性增大。在严重躁狂发作时，你会出现幻听，听到并不存在的声音。这种声音可能是持续存在的，也可能是偶然出现的，这种声音可能指出也可能不指出病人的名字。在有些病例中，这种声音会促使躁狂症患者产生一种不可思议的错觉。例如，一个躁狂症患者可能会听到关于如何将世界从莫名的战争中解救出来的指导说明。

躁狂症会提升你的感观反应，因此即使是普通的经历也会带来很强的愉悦感。例如，食物吃起来会比以往更好吃，你可能从一种崭新的、更有趣的角度看待颜色和灯光。

躁狂症会使你的思维极具跳跃性。你的想法会从一个跳跃到另一个，但你会发现很难把注意力集中在一个想法上，这一系列的想法几乎不会停止。你的想法会因为躁狂症而改变，例如，比起平常来，你更可能将精力集中在自己身上，尤其是你那具有预知的能力上。

躁狂症患者的语言发病时与平时也有很大不同。在躁狂发作时，你说话时不会停顿，如果有人试图打断你，你会将声音提高。你可能强硬地插入别人的谈话中，忽视别人对你的漠视和不理睬。当躁狂症进一步发展时，你的声音会变得更大、语速变得更快、意思更加难以理解。这种行为的医学术语叫作语言紧迫。

行为的改变

躁狂发作时有热情和活力。如果你患有躁狂症，你可能在睡了3小时后就感觉到完全休息好了。你可以连续几天保持一种紧张狂热的生活节奏而根本不需要睡觉。尽管不睡觉，但你可能很少感到疲倦。

不专心通常是躁狂症的表现。你可能感到很难将注意力集中在一种想法或谈话的话题上。相反，你可能正在谈论某个话题时突然转移到另一个相关的话题上，然后再一次将话题转移到与第2个话题相关的话题上，最后以完全不知所云结束。琐事很容易分散你的注意力。另外，在躁狂发作时你会忘记正常情况下应该做的事（例如，在电话铃响后要接电话）。

躁狂症患者极度活跃。要他们坐着，保持安静，停止思考几乎不可能。如果你是躁狂症患者，可能会连续几个小时在房间里走来走去。你对工作或其他事情的热情可能是无限的且不切实际的，例如，你试图完成一个有难度的工程，你会在同一天答应参加几个会议或社交聚会。

做出不计后果的行为是躁狂症的典型特征。如果你患有躁狂症，你可能参加一项看似有趣但可能会给你带来伤害的活动。例如，你可能把车开得很快，这很危险，但你却很享受车速快得令人发抖的感觉，这是因为躁狂症影响了你对行为影响的判断。躁狂症患者会认为法律与他们并不相干，因此做出违反法律的事情，这种情况并不少见。在有些病例中，躁狂症患者会做出很不负责任的行为以至于最后他们的家庭都被摧毁了。

躁狂症患者经常是冲动的。在躁狂症早期，你的行为可能仅仅是看起来有点奇怪，例如，你可能穿几件颜色、风格并不搭配的衣服。当躁狂症持续发展时，你会突然决定将墙壁粉刷成灰色并立即投入行动。

在躁狂发作时性欲增强很常见。这和躁狂症的特征性的不计后果行为相关，会使你有性滥交或危险的行为。在一些病例中，往往是你的伴侣发现你有不忠行为后，你才被诊断出患有躁狂症并接受治疗。躁狂症的这种性欲增强在医学上被称为性欲过盛。

不切实际也是躁狂症的症状之一。疾病使你很难区分现实和幻想，因此你可能经常说谎骗人。你的主治医生可能会通过第三者来确认你提供的任何信息。

诊断躁狂症时存在的问题

由于每个躁狂症患者的症状都不同，所以要确诊这种疾病非常困难。发现青春期躁狂症患者特别的困难，因为他们的症状和成年人不同。在青春期，躁狂症的症状可能包括物质滥用、自杀企图、学习问题、闷闷不乐、易怒、打架和其他的叛逆行为。诊断青春期躁狂症存在的问题之一是同样的症状有时也在健康的青少年身上出现。青春期躁狂症有时会被误诊为精神分裂症，后者是一种以思维错乱为特征的严重的精神疾病。对于儿童而言，他们被诊断患有躁狂症并需要接受治疗的可能性更小一些。不过，尽管在儿童中发病率低，但儿童中也存在躁狂症的情况。患有躁狂症的儿童可能会被误诊为注意力缺乏多动症（ADHD）。

诊断躁狂症的另一难题是这种疾病的症状也可以由其他原因引起。例如，相似的行为可以由使用某种物质所引起，如安非他明、可卡因或固醇类药物；或者躁狂症的症状也可由躯体疾病所引起，如甲状腺功能减退、肝肾疾病等。

既然我们已经了解躁狂症会导致行为紊乱，也就不用奇怪为什么躁狂症患者会经常疏远他人了。在疾病被确诊和治疗前，你的行为可能会伤害到他人的感情。比如你的同事正在全神贯注地倾听你讲述生动的冒险故事，却突然受到了你的攻击而致精神崩溃。躁狂症患者性欲增强有使家庭关系变得紧张的危险，也会使家庭其他成员认为你私生活不检点。尽管对患者自己和关心他的人来说这种行为的后果是明显且持久的，但是这种行为是疾病的表现而不是可以自己控制的。因此，你的症状越快被认识到并被施以治疗，躁狂症带来的危害就越少。

双相情感障碍的治疗

大部分患有双相情感障碍的人可以用药物成功地治疗。患者可能需要终生服药，但是在疾病的抑郁发作期，正常情绪期，躁狂发作期患者服用的药物类型会有所改变。如果不经治疗，双相情感障碍患者意外死亡或自杀的危险比健康人高许多。

很多医生认为心理疗法对患者也会有所帮助，特别是有助于使患者接受终身治疗的建议。研究者发现参与心理治疗（无论是个人的、组织、夫妻间或家庭内的）的人比其他人复发的可能性更小。双相情感障碍不能被治愈，但是早期的治疗可以推迟疾病的发作时间和减轻发作时的严重程度。

双相情感障碍的不常见类型

双相情感障碍还存在其他一些不常见的类型，包括快速循环型躁狂症、焦虑型躁狂症、混合状态型抑郁症和躁郁性气质。

快速循环型躁狂症

有些患者的症状在抑郁发作、躁狂发作和轻型躁狂间互相转变。那些在一年中经历4次或更多次发作的人患上的是一种罕见的双相情感障碍，被称作快速循环型躁狂症。尽管锂剂是治疗这种疾病的最常用药物，但是锂剂治疗经常是无效的。另外，患有这种疾病的人在抑郁发作时使用抗抑郁药物存在着风险，因为药物会增加轻型躁狂发作的危险性。因此，医生会用抗惊厥药物来代替，抗惊厥药物可单独使用或与锂剂联用。快速循环型躁狂症可能伴随甲状腺功能减退，而这又会加重躁狂症状，因此你应该接受甲状腺功能检测，如果有必要的话应接受激素替代治疗。

焦虑型躁狂症

有些躁狂症患者的抑郁症状比其他患者要明显得多，这种类型的躁狂症被称作焦虑型（或不愉快型）躁狂症。焦虑型躁狂症的患者趋向于年轻化，且表现出的症状更为严重，一般都有长时间的双相情感障碍病史。焦虑型躁狂症的治疗也很困难，因为锂剂对它无效。总的说来，单独使用抗惊厥药物或将其与锂剂联合使用是治疗焦虑型躁狂症的主要方法。

混合状态型抑郁症

病情很严重的病人会同时经受抑郁发作和躁狂发作，这些人被认为处于一种混合状态。关于混合状态的情况有待进一步的研究。有一种理论认为这种混合状态是躁狂发作和抑郁发作之间的过渡期，在过渡期内有些病人仍然有症状出现。患有这种类型的双相情感障碍患者对锂剂和抗抑郁药物反应均不好，一些医生建议使用抗惊厥药物。

躁郁性气质

躁郁性气质，也被称为躁郁性情感障碍，是一种症状轻微而持续时间较长的Ⅰ型双相情感障碍，患者的情绪会在轻型躁狂和轻度抑郁之间转变。患有躁郁性气质的人会经历短期的、不规则的抑郁和躁狂发作，持续几天而不是几周。这种情绪变化很快，以至于患者在晚上是一种情绪，而在第二天早晨醒来时就变成了另外一种情绪。这些症状会给患者带来很大的困扰，削弱或限制了患者在工作、社会生活或其他方面的能力。

要确诊一个成年人患有躁郁性气质，他必须有短期的、不规则的轻度躁狂和抑郁发作情况，这种情况至少持续了两年，而且在这两年里没有超过两个月的无症状期。对于儿童和青少年，这种症状需至少持续一年，在此期间没有超过两个月的无症状期。并且，在疾病发作的前两年，必须没有经历过严重的躁狂发作。躁郁性气质经常在 15 ~ 25 岁之间的人身上出现。这种疾病可能会被误诊为多动症或人格障碍，女性的发病率比男性高。大部分躁郁性气质患者发现锂剂对他们效果很好。关于躁郁性气质和如何有效治疗这种疾病的知识还有待于进一步的研究。

我的抑郁症和你的相像吗

众多不同类型的抑郁症之间区别很大，但共同点是均带来悲伤的情绪，不管是持久的还是偶尔的。一些研究者对各种抑郁症患者的经历是否总是相同这个问题很感兴趣。例如，如果我患有重性抑郁症，而你患有双相情感障碍，那么我们感受到的悲伤一样吗？研究者也希望了解不同人的抑郁感觉是否源于大脑对于外界事物的相同反应。

大部分抑郁症患者从没有躁狂发作——约 2/3 的被诊断为临床抑郁症的人只有抑郁发作，另外 1/3 的抑郁症患者有过躁狂发作。不过，初诊为抑郁症的人中有 10% ~ 15% 最终会被诊断为轻型躁狂或躁狂症，因为有时抑郁症会发展为躁狂症。研究者猜测重性抑郁症和双相情感障碍有相同的病程，根据这种理论，双相情感障碍仅仅是这种病程中更极端的结果。另有一些专家认为抑郁和躁狂是人类情感的两个极端。但是，大部分专家认为重性抑郁症和双相情感障碍是两种完全不同的疾病，尽管它们都会产生悲伤的情绪。

第三章

抑郁症的主要病因

抑郁症的病因很复杂，我们仅了解到其中的一部分。医生们曾经认为抑郁症是由不平静的思维或感情引起的，例如，被抑制的愤怒情绪就被认为是一种可能的病因。但现在，大部分医生和研究者认为抑郁症有 3 个主要的病因：生物学因素、基因因素（遗传因素）、感情和环境因素，这些因素共同导致了这种疾病的发生。

生物学因素包括脑内化学物质的改变或体内激素分泌的波动；基因因素导致对抑郁症的遗传易感性增加；感情和环境因素包括有压力的感情状态，如缺乏父爱和母爱，或是在儿童时失去父亲或母亲。生物因素、遗传因素、感情和环境因素的共同作用可能导致了抑郁症的发生。例如，如果你父亲或母亲患有抑郁症，那么你可能对这种疾病有遗传易感性（遗传因素），这种遗传易感性会影响大脑对于失业（环境因素）压力的反应（生物学因素）。

有时，抑郁症的症状源于躯体性疾病，如处方药物的副作用，或者是物质滥用的结果。总的说来，这种由于疾病引起的抑郁症会随着躯体疾病的被治疗和患者恢复健康而趋于好转。

抑郁症的生物学病因

大脑和抑郁症的关系

为了找到抑郁症的生物学病因，很多研究者都参与到探究抑郁症患者大脑功能的研究中。大脑是人体的命令中心，它控制着我们的思维、感情、行为、运动和机体功能。也许你对大脑工作的具体细节不感兴趣，但研究大脑功能的真正目的是发明出一种药物，这种药物能调节与抑郁症的发生有关的那部分大脑组织的功能。

大脑通过一类被称为神经递质的化学物质来完成大脑发出的指令。这些化学物质携带着指令或信息直达由特殊的神经细胞（被称为神经元）组成的大脑网络中。神经元分布在大脑的各部分，这些部分分管不同的行为。例如，某一部分控制你的语言，而另一部分控制姿势动作。抑郁症的研究者对大脑组织中叫作边缘系统的那部分尤其感兴趣。边缘系统调控着人的情感、生理需要（如性欲等）以及身体的应激反应。

边缘系统由几个不同的部分组成。一个重要的部分是下丘脑，它是位于大脑基底的一小部分。下丘脑是一个控制中心，影响我们生活中的很多方面：胃口、睡眠、性欲、体温、应激反应和调节许多其他功能。另外，这部分大脑组织还调控着脑垂体的功能，脑垂体控制许多重要的激素分泌。边缘系统的其他部分包括海马和杏仁复合体，它们主要控制和调节人的情感。边缘系统的活动是如此广泛，以致它的网络中的任何部分出了问题（包括神经递质的功能），都会对人产生各种形式的影响，包括改变情绪、行为和睡眠模式。

大脑是如何工作的

要理解神经递质数量的改变是如何导致大脑功能失调的，就需要先看一看大脑的结构。每个人的大脑包含了 100 ~ 1000 亿个神经元。当人们在思考、感觉和活动时，机体内的神经元在大脑中传递信息。这些信息以电气信号的形态传递，传递速度令人难以置信——从一个神经元传递到另一个神经元仅需不到 1/5000 秒。这种速度使你能对身体的各种变化做出快速的反应，比如你听到一个笑话大笑或在疼痛时大叫。

大脑之所以可以持续地保持活力的唯一原因是神经元高效地传递和接收信息。每一个神经元由胞体，一个叫作神经轴突的长细纤维，和一系列叫作神经树突的短的纤维分支组成。无论何时都会有信息被传达给大脑（不管是张开嘴巴吃比萨，还是在梦想去巴哈马群岛旅行），大量神经冲动从一个神经元跳跃到另一个神经元。具体过程是：首先，一个神经元用它的树突接受信息；然后，神经冲动穿过胞体到达轴突；通过轴突，信息传递给邻近的神经元。

大脑中这种持续的交流依赖于复杂的、错综交错的神经元网络。每个神经元有数个树突来接受信息，而且每一个轴突的末端都有多达1000个分支将信息传至下一神经元。正是因为这样，神经元之间的"连接物"才会比地球上的原子还要多。

科学家曾经认为神经元之间的联系是生下来就固定的，从不受人的经历的影响。但现在，科学家们发现我们生活中经历的事情（例如，我们在婴儿时摄入的或没有摄入的营养物质数量）对于神经元之间的联系有很大影响。如果你学到了一些新的技术或有了新的感情，你的神经元网络就会建立新的联系。也正是因为这个原因，每个人脑中的神经元之间的联系永远是独一无二的。

尽管神经元之间的互相联系曾使我们认为它们可以互相交流，但实际上它们彼此并不接触。事实是在每个神经元之间存在着一个很微小的间隙，被称作突触间隙。神经递质的工作就是传递或携带信息通过这个间隙，这也是神经递质被称为化学信使的原因。但在神经递质完成它们的使命之前，信息必须通过电冲动的形式转变为化学信号。电冲动信号到达神经元后，在神经元的轴突部位转化为化学信号。轴突释放出携带着化学信号的神经递质经过突触间隙到达下一个神经元。一旦神经冲动到达下一个神经元，信息会重新由化学信号转变为电信号。同样的转变过程——从电信号到化学信号再到电信号，随着每一个思考和动作重复发生着。

神经递质将神经冲动从一个神经元传递到下一神经元的过程非常规律。每个神经递质都有其特定的形状，这使得它们可以和邻近神经元的特定部位相结合，就像一把锁配一把钥匙一样。这个结合点被称为受体。每一个受体只能接受一个特定类型的神经递质，但是一个神经递质却可以和几个不同类型的受体结合。

在神经递质通过突触间隙与受体结合后，根据神经递质传递的信息类型，会出现两种情况：神经冲动继续传递或者就此停止。在另一神经元读取了信息并决定是否继续传递神经冲动之前，神经递质会与受体保持结合的状态。

一旦任务完成后，神经递质会立即与受体脱离。当它又游离在突触间隙中时，大脑会将它清除。清除方式有两种：一种是被一种叫作单胺氧化酶的物质分解掉；另一种是被先前释放这种递质的神经元细胞重新吸收回胞质内，这种过程被称为重摄取。

化学信号和抑郁症的关系

虽然科学家估计人的大脑中有成百上千种神经递质，但是被确认的只有30种左右。在那30种中，科学家发现，有3种神经递质的作用与抑郁症相关，它们是：去甲肾上腺素、5-羟色胺和多巴胺。科学家将这些神经递质称为生物胺。当然，其他的神经递质也可能与抑郁症相关。去甲肾上腺素、5-羟色胺和多巴胺是在大脑的某些区域发挥作用的物质，在患有忧郁症时它们的作用失调。每一种神经递质都有特定的主要活动区域。每个人的大脑有百万、千万个联系环（或神经通路）运行在神经元之间。在这些通路中，只有少数包含去甲肾上腺素、5 羟色胺或多巴胺。

例如，去甲肾上腺素在控制大脑的愉快中心、下丘脑和边缘系统的神经通路中活动。这些区域共同控制着我们的情感，我们的生理需求（如食欲、睡眠和性欲）和应激反应。去甲肾上腺素也聚集在与恐惧和记忆相关的那部分大脑区域中。5- 羟色胺有类似的通路，但是它来源于影响兴奋和睡眠的神经细胞。多巴胺作用于大脑中和情感相关的区域。这 3 种神经递质通过不同的通路作用于大脑的很多区域，这些区域控制着被抑郁症和躁狂症扰乱的行为。

当科学家逐渐明白神经递质是如何帮助大脑神经元之间联系后，他们就神经递质是如何影响一个人的情绪这个问题建立了很多种学说。这些学说的基础是抗抑郁药物可以减轻某些抑郁症患者的症状这个事实，药物可以通过调整大脑中特定神经递质的含量来发挥治疗作用。例如，有两种类型的抗抑郁药物能增加脑中的去甲肾上腺素水平，一种类型被称为三环类抗抑郁药物，它能阻止去甲肾上腺素的重摄取，另一种类型被称为单胺氧化酶抑制剂（MAOIs），它能阻止去甲肾上腺素在突触间隙中分解。由于两种类型的抗抑郁药物均增加了大脑中的去甲肾上腺素，因此早期的学说认为去甲肾上腺素过少导致了抑郁症的发生，而过多则导致了躁狂症的发生。

但是研究者现在发现抑郁症的病因并不简单。因为有一些抑郁症患者去甲肾上腺素的水平过高；另外，不是所有的患者在经过抗抑郁药物治疗，体内去甲肾上腺素水平上升后，都感觉症状减轻。当人们对抗抑郁药物产生反应时，通常要经历几周的时间，尽管药物会立即增加体内的去甲肾上腺素水平。很明显，去甲肾上腺素在抑郁症发生中的作用远比我们以前设想的要复杂得多。

另一种神经递质5-羟色胺也在抑郁症的发生中起某种作用。研究者发现一些症状严重的抑郁症患者体内的5-羟色胺水平低，其中包括一些自杀的患者。因此，一些抗抑郁药物是通过提高5-羟色胺的水平而不是提高去甲肾上腺素的水平来发挥治疗作用的。但是，同样，5羟色胺水平过低和抑郁症之间的联系还不清楚，因为有些抑郁症患者体内5-羟色胺水平过高。

在疾病发作时，体内多巴胺水平也会发生变化，在躁狂发作时含量增加，抑郁发作时含量降低。一些降低多巴胺水平的药物，如抗高血压药物利金平（利血平），有时会诱发抑郁症。一些躯体疾病（如帕金森综合征）会降低体内多巴胺水平，这也会导致抑郁症的发生。

神经肽兼有激素和神经递质的双重特征。它们能与神经递质共同作用使神经元细胞对大脑信息的敏感性增加或降低。有一种神经肽是一组被称为内啡肽的化学物质，它们控制着大脑对疼痛的感觉和反应。一些患有轻型抑郁症的人内啡肽水平降低。另一种神经递质GABA（γ-氨基丁酸）也与抑郁症的发生相关。GABA通过阻滞其他神经递质的释放，如去甲肾上腺素和多巴胺的释放，来帮助机体控制神经冲动的传递。GABA在体内释放后能减轻焦虑情绪，并且在一些抑郁症患者中也发现其水平降低。

　　研究者对于为什么改变神经递质的水平会导致抑郁症发生的原因还不是十分确定。导致这种不确定的部分原因是他们在研究这些物质时遇到了困难：每一种神经递质都是被精细量化的，只存在于大脑的特定区域，而且一旦任务完成，它们就会迅速地被清除。正因为神经递质消失得太快，所以科学家没有办法直接测量它们在脑内的水平，只能测量神经递质在脑内发挥作用后的残余物质水平。这些被称为代谢产物的物质会在尿液、血液和脑脊液等体液中被检测到。科学家通过测量体内特定代谢产物水平的变化来估量脑内神经递质水平的变化。

　　研究者对于抑郁症是由于特定神经递质水平的改变引起，还是导致特定神经递质水平的改变也不十分确定。一些研究者认为两种情况都存在，即递质水平变化能引发抑郁症而抑郁症反过来又能导致递质水平进一步变化。根据这些学者的理论，大脑内的化学物质水平影响着人的行为，而人的行为也反过来影响大脑内的化学物质水平。例如，持续遭遇的困难会影响你脑内的化学物质，使你表现得像患了抑郁症；但是，当你学会了如何处理压力时，你会改变那种类似抑郁症的行为，这时你大脑内的化学物质水平也会改变，这样你表现出的类似于抑郁症的症状就会减轻。

其他和抑郁症相关的因素

　　神经递质水平改变并不是抑郁症的唯一可能病因。一些研究者认为，作为神经元接收体的受体也对抑郁症的发生有一定的影响。有一种理论认为，当一种类型的受体受损时，即使其他类型的受体功能都正常也会产生抑郁症。

当脑内化学物质改变时，与之对应的受体也可能随之改变。一些研究者认为这可以解释抗抑郁药物治疗抑郁症的作用机理。例如，如果一种抗抑郁药物增加了某种神经递质的脑内含量，相对应的受体可能会发生相应的变化，变得对这种神经递质的敏感性降低。由此，研究者认为抗抑郁药物能改变去甲肾上腺素对应的两种受体，使这些受体敏感性降低或数量减少。如果抗抑郁药物确实是通过改变受体来发挥治疗作用的，那么这种改变会需要一些时间。这就有可能解释为什么大部分抗抑郁药物在大约两周后才发挥治疗作用的原因。

一些研究者试图通过检查神经元细胞在接收了化学信号后发生的改变来解释抑郁症。一旦神经递质与其受体结合，在神经元细胞内部就会发生一系列的复杂变化。在神经元细胞壁上的物质分解为更小的化合物，这些化合物能激发神经元细胞的内部活性。依据这种理论，这些化合物扮演着"第二信使"的作用，将神经递质携带的信息传递到神经元细胞的中心——细胞核。这个第二信使系统的作用会被锂剂减弱，锂剂是一种治疗躁狂症的有效药物。由此，一些研究者认为第二信使系统的崩溃也会导致躁狂症发生。

激素和抑郁症的关系

当一些研究者通过研究大脑内化学物质来寻找抑郁症的病因时，另一些研究者则将注意力集中在了内分泌系统的活性上。内分泌系统帮助大脑调节许多种功能。它由一群微小的叫作腺体的器官组成，这些腺体分泌出化学物质并将其释放到血液中，这些化学物质被称为激素。激素控制许多种机体的物理过程，包括性成熟过程和应激反应。激素经由血液运输到机体的各个部分来发挥生理作用。很多抑郁症患者血液中特定激素的含量异常，尽管它们的腺体是健康的。一些研究者认为这种异常的激素水平可以解释抑郁症的一些症状，如睡眠障碍、胃口改变、女性月经周期不调，因为激素的功能就包括以上的种种。另外，患有某种内分泌疾病的人有时会患上抑郁症。还有，一些患有抑郁症的人也会患上内分泌疾病，即使他们的腺体是健康的。

抑郁症患者的激素异常尤其能激起研究者的兴趣是因为它们与抑郁症患者大脑内的化学物质改变有关联。人的大脑和内分泌系统通过下丘脑联系在一起。下丘脑控制机体的许多功能，包括食欲、睡眠和性欲，它还控制着体内的主要腺体——脑垂体，脑垂体对其他许多腺体分泌激素都有调节作用。为了使内分泌系统正常工作，下丘脑使用了一些神经递质，这些神经递质中有一些与抑郁症相关——去甲肾上腺素、5-羟色胺和多巴胺。这些神经递质在激素分泌的时间和调节方面发挥作用。

皮质醇的影响

大约 50% 的抑郁症患者血液中皮质醇含量过高。皮质醇由位于肾脏附近的肾上腺释放。肾上腺参与应激反应。研究者认为抑郁症患者的疾病与体内皮质醇含量过高有关，因为当抑郁症缓解时他们的皮质醇水平会降至正常值。

正常情况下，人体的内分泌系统通过一种复杂的反馈机制来防止激素水平过高，这种反馈机制与自动调温器的功能相似。机体监控着血液中的激素水平，当某种激素达到一定水平时，腺体会停止分泌这种激素。而在许多抑郁症患者中，这种反馈机制的功能不太完善，相当多的抑郁症患者即便血液中皮质醇含量已经过多，仍会持续分泌皮质醇。

这种自动调节机制的缺陷似乎与下丘脑相关。在健康人中，皮质醇的分泌是由一系列化学指令共同控制的。下丘脑首先释放出激素刺激脑垂体，脑垂体再分泌出激素促使肾上腺分泌皮质醇。在这一过程中的每一步均包含有激素的作用。首先，下丘脑产生皮质醇释放激素（CRH）。这种激素促使脑垂体分泌促肾上腺皮质激素，促肾上腺皮质激素又促使肾上腺释放皮质醇到血液中。

对于健康人，下丘脑还会监测血液中的皮质醇含量。当血液中皮质醇含量增加时，下丘脑会减少对脑垂体刺激信号的发放。当皮质醇含量下降时，下丘脑会增加对脑垂体的刺激信号发放。但是，很多患有重性抑郁症的病人的下丘脑会不断地给脑垂体发放刺激信号，而不管此时血液中的皮质醇含量如何。

研究者尤其感兴趣的是皮质醇和抑郁症患者大脑活动的关系。他们发现皮质醇含量越高，特定的情绪改变递质含量就越低。这表明某些控制皮质醇水平的物质（不管下丘脑本身还是大脑的其他部分）可能会影响抑郁症的发生。

对一些抑郁症患者来说，皮质醇的分泌规律存在着异常情况。健康人在特定的时间分泌皮质醇，大约在上午 8 点和下午 4 点皮质醇的分泌量达到最高，而在午夜分泌达到最低。有些抑郁症患者皮质醇分泌没有这种正常的起伏变化。例如，他们可能在夜间皮质醇水平较高，或者皮质醇水平全天保持稳定。

医生通过一种叫作地塞米松抑制试验（DST）的方法来检测体内的皮质醇水平。在这个试验中，受试者需要在前天晚上睡前接受一定剂量的合成皮质醇或者是地塞米松。第二天，分别在上午 8 点和下午 4 点检测血液中的皮质醇水平。如果你是健康的，血液中的皮质醇水平会先降低，然后当下丘脑对血液中合成皮质醇产生反应时，水平会渐渐地恢复正常。在重性抑郁症患者中，约有一半人会表现出异常的反应，他们在接受一定剂量的地塞米松后皮质醇水平并不下降或改变。

不是所有抑郁症患者的 DST 试验都会得到异常结果。但是，当 DST 结果异常的抑郁症患者的抑郁症状结束后再次进行 DST 测试时，会得到一个正常的结果。如果抑郁症患者的 DST 测试结果异常，医生会再次进行 DST 测试来确认抑郁症是否缓解。

其他激素紊乱

尽管激素和情绪之间的关系还有待人们进一步研究，但可以确定的是它们之间确实存在着某种联系。但到底是异常的激素水平导致了抑郁情绪还是抑郁情绪导致了激素水平紊乱，没人清楚。

抑郁症有时是内分泌系统疾病的发病症状，这些疾病包括甲状腺功能障碍、库欣综合征和艾迪生病（肾上腺皮质功能减退症）。但是，很多研究者认为一些抑郁症患者的激素水平异常是由潜在的大脑疾病引起的，这些疾病也与抑郁症相关。

有一些抑郁症患者会表现出生长激素分泌异常。生长激素是由脑垂体分泌的，在睡眠时释放，一些抑郁症患者体内的生长激素含量过低。研究者认为生长激素水平和抑郁症之间存在关联，因为抑郁症患者经常出现睡眠障碍。另一种激素——褪黑激素，似乎与季节性情感障碍有关。

睡眠和其他节律性活动的重要性

睡眠问题（太多、太少或节律紊乱）是抑郁症的常见症状。但是研究者现在开始认识到调节睡眠的生物机制功能紊乱可能是抑郁症的病因。

很多机体活动都有固定的生物规律。睡眠是一种明显的规律性活动——一般说来，人一天需要 8 小时的睡眠来保持精力充沛，这种规律可以做些轻微调整。例如，你可能有一天晚上不是10 点睡觉而是 11 点睡觉，而第二天仍感觉很好。但是，睡眠方面的任何大紊乱都会使你很痛苦。例如，如果你开始改为晚上工作，那么在机体适应新的节律之前，你可能不会感觉很好。

尽管你可能对它们并不在意，但其他的物理过程（包括你的体温、血压和激素分泌）也都是有规律的，在一天的特定时间上升，在另一些时间下降。例如，你的体温在 24 小时中有大约上下 3℃的波动，在午后达到最高，而在熟睡时最低。这些自然的生物循环被称为日周期节律，即意味着它们每 24 小时发生一次。在很多抑郁症患者中，这种日周期节律（如睡眠节律）被严重地打乱了。一些研究者认为这种错乱的节律并不只是抑郁症的症状，还可能加重甚至导致了抑郁症的发生。虽然这种紊乱的日周期节律导致抑郁症发生的观点还未得到证实，但如果这种观点是正确的，它就可以解释抑郁症特有的规律性症状了。

□大部分抑郁症患者在早晨刚起床时状态较差，但随后会逐渐好转。

□症状反反复复，有时在每年的同一时间复发。

□一些人在每年的特定时间感觉更抑郁。

□对月经期女性，症状每隔 28 天就恶化一次。

生物学因素

控制我们每天节律性活动的定时机制通常被称作生物钟。科学家至今仍在研究这种机制是如何发挥作用的，以及是大脑的哪一部分在发挥这种作用。科学家现已明确这种机制对灯光很敏感，而且会随着机体所处的外环境变化调节人的内部节律。最重要的外部环境是白天和黑夜的变化，因为昼夜周期是机体日周期节律的关键。社会因素包括白天的日程和饮食规律，其他因素包括时钟、噪声和灯光。患有抑郁症的人，其定时机制被扰乱了。按照这种理论，定时机制被扰乱后的结果是特定的生物学反应（如激素分泌的）规律的节律被打乱了。

快速眼动睡眠和抑郁症

抑郁症患者的睡眠规律被严重打乱了。许多抑郁症患者无法入睡，有些人一夜中要醒几次，有些人早晨醒得很早，而且醒后无法继续入睡，另一些人睡很长时间仍感到疲惫。对于躁狂症患者来说，他们几乎完全不需要睡眠。所有这些紊乱都是节律性的，并且可能导致日周期节律的紊乱。

科学家已经发现，当抑郁症患者睡觉时，他们的睡眠情况很异常。研究者利用脑电图（ECG）试验来研究睡眠情况，用脑电图仪（EEG）测量和记录大脑在睡眠和清醒时所发出的脑电波。通过脑电图试验，研究者发现抑郁症患者的睡眠周期似乎是颠倒的。

睡眠实际上存在两种形式：一种叫作快速眼动（REM）睡眠，在这个睡眠期人会做梦；另一种叫作非快速眼动睡眠，此时期人不会做梦。健康人晚上睡觉时大部分时间是非快速眼动睡眠。在非快速眼动睡眠时期大脑的精神活动减慢但并未停止，由大脑发射出的脑电波的运动速度越来越慢，但峰面积却越来越大。在快速眼动睡眠时期，脑电波频率变得小而快，类似于清醒时人的脑电波；此时的眼球也在做快速运动，大脑进入做梦状态，心跳和呼吸变得不规则，这一切表明此时的神经系统处于激活状态。

非快速眼动睡眠被分为 4 个阶段。当你刚进入睡眠时，你进入的是非快速眼动睡眠的第 1 阶段。此时处于浅睡状态，你的脑电波峰面积小而速度快，你很容易从睡眠中醒来。在半小时后你的睡眠逐渐变深。随着睡眠越来越深入，你进入了非快速眼动睡眠的第 2、3、4 阶段，最深的睡眠发生在第 4 阶段，此时你的脑电波峰面积大而运动速度慢。这是生长激素释放到体内的时候。

在超过 1 小时后，你进入了快速眼动睡眠，时间很短，之后你又重新回到非快速眼动睡眠。在余下的时间里，你的睡眠形式持续地在这两种睡眠之间不断变换。研究者认为快速眼动睡眠和非快速眼动睡眠的最深阶段（第 4 阶段）可能是人体最需要的睡眠阶段。

睡眠可以被分为 90 分钟一个循环。在这 90 分钟里，你会经历快速眼动睡眠和非快速眼动睡眠两个阶段。在刚开始的第 1 个 90 分钟里，你大部分时间处于非快速眼动睡眠，例如，会有 80 分钟的非快速眼动睡眠和 10 分钟的快速眼动睡眠。但是随着时间的延长，每一个循环里快速眼动睡眠的时间逐渐增多，例如，第 4 个循环可能包括 30 分钟的非快速眼动睡眠和 60 分钟的快速眼动睡眠时间。这就解释了为什么在临近早晨的时候做的梦容易被记住。这种规律的 90 分钟的循环表明了我们的生物钟规律地控制着我们的睡眠。

对于抑郁症患者，这种规律的睡眠形式被打乱了。抑郁症患者在夜晚经历快速眼动睡眠的时间较健康者早，医生称这种不正常的睡眠形式为缩短的快速眼动睡眠潜伏期。这种不规则的睡眠形式在抑郁症患者的恢复期和抑郁症患者的亲属中也存在，只是程度较轻。科学家认为这种睡眠形式可能是易患抑郁症的一种征兆。抑郁症患者在夜间开始入睡时会经历更多的快速眼动睡眠时间，而在临近早晨时快速眼动睡眠时间较短。这种睡眠形式与健康人的恰好相反。另外，抑郁症患者的深睡眠时间较短，他们可能会直接跳过非快速眼动睡眠的第 3 和第 4 阶段，这可以解释为什么抑郁症患者不管睡多长时间都会感觉疲惫。抑郁症患者在快速眼动睡眠时期眼球运动更多，更难入睡，也更难保持睡眠。这种睡眠在早晨变得很浅，而且患者会醒很多次。

抑郁症和日周期节律的另一联系是锂剂对机体节律的影响。锂剂不仅是一种治疗抑郁症的药物，也是少数几个我们知道的可以改变日周期节律的物质之一。健康人服用锂剂后，锂剂会延长机体的体温循环时间，所以锂剂可以通过重建日周期节律来治疗躁狂症。

另一种治疗抑郁症的方法——改变睡眠模式，也指出疾病和周期节律存在关联。很多抑郁症患者如果整晚不睡觉反而感觉会好些，另有一些人如果在凌晨 2 点前醒来并且之后不再睡觉也会感觉症状好转。这种症状好转是明显的，但不幸的是持续时间较短。科学家推测这种好转是因为患者在特定的周期节律改变的过程中，处于清醒状态。他们指出人的血压、脉搏和体温在凌晨2点后均降到最低点，之后又开始上升。对于双相情感障碍患者来说，改变睡觉的时间会使症状有短暂的好转。

激素节律

睡眠并不是抑郁症患者唯一被打乱的日周期节律，遵循日周期节律的激素分泌同样会被打乱。例如，抑郁症患者的皮质醇分泌规律经常会被打乱，褪黑激素周期性分泌的规律也会被打乱。褪黑激素是由松果体分泌的，涉及休息–活动节律的调节（它也有可能对机体有其他方面的影响，但我们还没有完全搞清楚）。对于健康人，褪黑激素是在晚上分泌而在白天停止分泌的。这样，人体内褪黑激素的水平在夜晚时上升而在白天下降。一些研究者已经发现大约3/4的抑郁症患者是没有这种节律的。

双相情感障碍患者的褪黑激素的节律性也是不正常的——在白天上升而在夜晚下降，甚至在症状缓解后这种不正常的节律仍然存在。褪黑激素也被认为与季节性情感障碍的发病相关。患有季节性情感障碍的人在缺少阳光的冬季感觉抑郁，而此时褪黑激素的水平是上升的。

日周期节律和抑郁症的联系可能体现在抑郁症患者的脑部功能上。与抑郁症相关的神经递质，像5–羟色胺和去甲肾上腺素，对于正常睡眠都很重要。

抑郁症的遗传学病因

很多年以前，医生就知道了抑郁症有家族聚集性。很多患有重性抑郁症或双相情感障碍的人家族里都有其他成员患有这种疾病。但是，很长时间以来，我们都没有办法确定人们是对抑郁症有遗传易感性还是抑郁是由环境因素导致的。现在，研究者明白抑郁症从某种程度上是一种遗传性疾病。你可能对抑郁症遗传有易感性，就像其他人生下来就有患风湿性关节炎的危险一样。但是，你不是遗传疾病本身——只是遗传了易患这种疾病的基因。

基因和遗传

基因决定了你从父母那里遗传到的特征。你的很多特征，如你的眼睛是蓝色的还是棕色的，或者你是男的还是女的，都是由基因决定的。你体内的每一个细胞都有 50000 ~ 100000 个基因，所有的基因均由一种叫作脱氧核糖核酸（DNA）的物质组成。基因位于细胞核（细胞的控制中心）中的丝状结构上，这种丝状结构被称为染色体。你的所有细胞，生殖细胞除外，均有 46 条染色体，大部分基因位于特定染色体的特定部位。大部分人的基因排列都是独一无二的，除了同卵双胞胎，世上不可能有两个人具有完全相同的基因排列。

有时，人们从父母那里遗传了一种或多种异常基因，这种异常基因可能导致健康问题。例如，血友病患者生下来就带有缺陷基因，这导致他们在流血时机体不能自动产生凝血功能。

家族中的抑郁症

抑郁症被认为是一种具有一定程度的遗传性的疾病，因为家族研究显示有些人比其他人患病的可能性大。重性抑郁症患者的兄弟、姐妹和父母患有这种疾病的可能性是其他人的 2 ~ 3 倍。重性抑郁症患者的一级亲属患有双相情感障碍的可能性是正常人的 1.5 ~ 2.5 倍。这种一级亲属对抑郁症的易感性表明这种疾病可能是从上一代传递到下一代的。

双相情感障碍的家族聚集性尤其明显。约有 50% 的双相情感障碍患者的双亲中至少有一个有抑郁症的病史。如果夫妻中一方患有双相情感障碍，那么他们的孩子患有某种类型抑郁症的可能性为 25%；如果是双方均患有双相情感障碍，其子女患有抑郁症的可能性上升为 50% ~ 75%。双相情感障碍患者的兄弟和姐妹患有双相情感障碍的可能性也为其他人的 8 ~ 18 倍，患有重性抑郁症的可能性是其他人的 2 ~ 10 倍。

我们对于抑郁症中遗传因素的作用的很多证据来源对同卵双胞胎的研究。双胞胎可以帮助研究遗传性疾病是因为同卵双胞胎具有完全相同的基因排列，但是异卵双胞胎不是这样。同卵双胞胎所有的基因都是相同的，而异卵双胞胎只有50%的基因是相同的，和普通的兄弟和姐妹一样。假设同卵双胞胎之一是蓝眼睛，因为这完全是由基因决定的，所以双胞胎的另一个一定也是蓝眼睛。在眼睛颜色或是其他由基因控制的性状上，同卵双胞胎总是具有相同的特征。

为了研究抑郁症，研究者对同卵双胞胎进行了观察研究，看看如果同卵双胞胎之一患了临床抑郁症，另一个是否也患有此病。然后，他们将同卵双胞胎中发生的抑郁症和异卵双胞胎做了比较。研究者经过研究后发现，同卵双胞胎比异卵双胞胎发病的可能性大许多。当同卵双胞胎之一患有抑郁症时，另一个也患有抑郁症的可能性为76%；当异卵双胞胎之一患有抑郁症时，另一个也患有抑郁症的可能性仅为19%。

这些发现均表明基因对抑郁症有极大的影响，但研究者没有下最后结论。因为研究者所研究的同卵双胞胎都在同一个家庭中生长，因此受到的环境影响相同。有时候相同的生活环境也能提高抑郁症发生的可能性。而且，研究者指出双胞胎很大程度上能互相影响。他们推测双胞胎中有一个得了抑郁症后在某种程度上能对另一个产生影响。

不过，对同卵双胞胎的研究最终还是支持抑郁症发病中基因的作用这个事实。因为研究显示被分开培养的同卵双胞胎两个都患抑郁症的可能性为67%。这再一次显示抑郁症带有一定的遗传性。

所有这些研究结果都强烈表明基因在抑郁症的发病中有一定的作用。同时，研究者指出基因本身并不决定一个人是否会患抑郁症，他们认为个人的经历，例如在儿童时期情感的缺失，可能会影响一个人的遗传易感性。

把抑郁症作为一种遗传疾病的更多证据来源于比利时的研究者，他们将研究重点集中在童年时被收养的双相情感障碍成人患者身上。研究者发现，被收养者的生身父母比养父母患有双相情感障碍的可能性大。这表明生身父母和他们的子女共有的基因在双相情感障碍的发生中起的作用比环境因素起的作用要大。

抑郁症相关基因的研究

作为研究抑郁症和遗传基因之间联系的一部分，科学家曾试图明确与抑郁症的特征性相关的基因。不同的研究者提出了不同的基因，但是没有一个基因在所有的家庭中都显示出对于抑郁症的影响性。许多专家认为某一种特定的基因在一些家庭中导致抑郁症，而在另一些家庭中则不会。同样，在一些家庭中会有几个基因共同导致抑郁症的发生。

为了寻找抑郁症的特定基因，研究者采用了一种叫作基因地图的方法。在基因地图里，46条染色体中的每一条都被标记一个数字。研究者试图将某一性状的特定基因定位于特定染色体上，通过这样来确定哪一种基因导致哪一种遗传性疾病。例如，4号染色体上的一个异常基因会导致亨廷顿病（慢性进行性舞蹈病），这是一种严重的神经系统疾病。

在基因地图里，研究者寻找基因标记——遗传于特定基因的特定变异。许多基因的定位（即位于哪条染色体上和位于染色体的哪个具体部位）还不清楚，但是研究者确实知道如何寻找特定染色体的特定变异，包括那些可能位于对于抑郁症有影响的基因附近的变异。

科学家在1987年第一次确定了一个与抑郁症相关的基因。这个基因位于11号染色体上，被认为能使人对双相情感障碍易感。

另一些研究者指出在双相情感障碍的发生中其他的基因也发挥一定的作用。苏格兰的科学家对一个家族中的120名成员做了研究，其中包括11名双相情感障碍患者和16名重性抑郁症患者。他们发现位于4号染色体的一个特殊变异存在于所有双相情感障碍患者中，而在患有重性抑郁症的人中有14名也存在这种变异。之后研究者对11个易患双相情感障碍的家庭进行的分析也表明4号染色体的变异与双相情感障碍之间存在相关性。

另一些研究者指出18号染色体上的某个基因与双相情感障碍的易感体质之间存在关联。位于18号染色体中的基因影响着机体功能，而抑郁症患者的这些功能经常失调。例如，一个位于18号染色体上的基因会影响一种蛋白质的功能（蛋白质是建立、维持和修复细胞的重要物质），从而对神经元接收神经递质传递的信息产生影响。18号染色体上的另一个基因控制着机体的一些应激激素，这些激素在患者患上抑郁症时出现分泌失调的现象。

关于遗传因素对于抑郁症的影响还需要进一步研究。现有情况似乎表明在这一系列基因中，任何一个基因都能让你对抑郁症易感。但是到目前为止，还没有研究能明确指出在所有患抑郁症的人群中，某个基因和易患体质之间的联系。不过，在某些家庭中有一些基因携带有易患病因子。一些科学家认为一些基因的共同作用使人对抑郁症易感。

一个人即使遗传有易感的基因，也并不意味着一定会得情绪障碍性疾病。据估计，如果一个人遗传有易感性基因，有50% ~ 70%的可能患有这种疾病。所有这些遗传研究的一个共同发现是抑郁症并不是完全由基因决定的。一些医生认为决定人患抑郁症的可能性的因素中，基因因素占2/3，这意味着另外1/3是由环境因素决定的。但是，使易感者患病的特定环境因素我们还不是很清楚。

抑郁症的情感和环境因素

在抑郁症的生物学病因，如神经递质、激素分泌或者周期节律活动被研究之前，医生们就已知道了外界因素可以影响人们的思维和情绪。你的教养、和他人之间的关系、遭受的打击和危险均会影响到你的情绪状态。在对这些影响做出反应时，你可能会患上抑郁。研究者对情绪、外部事件和疾病之间的关系进行了研究，并提出了一些关于抑郁症病因的假说。这些假说中有一些是从心理角度提出的，即将注意力主要集中在情绪的作用上。另一些是从社会心理学角度提出的，主要研究广阔的社会联系中情绪的作用。

当然，单独研究抑郁症中的生物学、心理学和环境因素病因并不容易。科学家发现这些病因并不是孤立的，而是在复杂的关系中互相交错的。异常的脑部活动能歪曲你对日常生活中的事件产生的反应，使你在每一个境遇中只看到坏的一面。同理，危难可能会引发机体的应激反应，影响脑部功能，导致抑郁症的发生。

什么情况下压力会引发抑郁症压力事件

压力、机体对生活中遇到的困难的反应和抑郁症这三者之间的关系是错综复杂的。大部分研究者都承认一些人在经历某些压力事件后会患上临床抑郁症。通常，这种事件是负面性的，而且具有灾难性，如失业、失恋，或者是亲人的去世。但是正面事件，如找到新工作或者结婚，也会产生压力。许多抑郁症患者可以指出患病前经历的事件或危难，这些可能促使了疾病的发生。但是痛苦的经历本身是否能直接导致抑郁症，这一点我们还没有弄清楚。所有人都在人生的某个阶段经历过痛苦的事件，但大部分人都没有患上抑郁症，而有些人即使是生活一帆风顺也能患上抑郁症。在有些病例中，抑郁症发生于一些好事之后，如升职。

一些医生认为压力事件的确会引发抑郁症，但此作用仅仅是间接的。例如，一个女性对抑郁症有遗传易感体质，她看到自己的丈夫死于突发疾病后，可能会患上重性抑郁症。对这个女性来说，灾难事件引发了抑郁症，但这是和遗传易感性共同作用的结果。有些研究者认为压力在遗传因素较强的双相情感障碍中起的作用很小或根本不起作用。另一些研究者认为双相情感障碍的第一次发作可能由痛苦的经历引起。

对于病程长的抑郁症患者来说，压力和抑郁症的关系特别模糊。抑郁症的第一次或第二次发作很可能由人生中的损失或灾难引起。但是，在初始的发作之后，接下来的发作通常是偶然发生的。相对于随后的发作，研究者仍不清楚为什么生活中的压力事件更可能引发抑郁症的初次发作。但是有一种理论认为，初次发作可能导致脑内化学物质发生永久改变。这种理论被称为激发－

感受增强假说，它指出初次发作激发或导致大脑边缘系统产生永久的改变，使它对以后的发作更为敏感。因为第一次的发作增强了一个人对抑郁症的易感性，因此轻微的压力事件也会更容易引发以后的发作。

研究者的这种激发—感受增强假说是建立在动物试验中动物行为的基础上的。他们发现如果持续用电流刺激动物的边缘系统，动物最终会产生癫痫。另外，动物的大脑功能也会产生变化，对以后的发作敏感性增强。即使当动物已经被单独放置了数月之后，再次电击时仍会诱发癫痫发作。一些动物会自发性地出现癫痫发作，尤其是它们被放置在一开始被电击的地方时。这表明动物的癫痫发作可以被环境刺激引发。同样，压力也能使动物对电流更敏感。

这种刺激试验可以解释为什么通常用于治疗癫痫复发的抗惊厥药物对治疗抑郁症有效，尤其是对双相情感障碍有效。如果假定这种刺激有剩余效应，就可以解释为什么压力事件能使你对抑郁症易感，为什么随着时间的推移，抑郁发作时症状会越来越严重，为什么抑郁发作的间隔时间会越来越短，以及为什么抑郁症患者逐渐倾向于自发性的发作。

对于有些人来说，人生的困难经历和抑郁症是互相影响的，因此可能很难查明是先有痛苦的经历还是先有痛苦的情绪。如果你患上了抑郁症，你可能把患病的原因归结于曾经经历过的特殊困难。同时，抑郁症会影响你对生活中每一件事的看法，包括对困难的看法，使你只看到事物的黑暗面。

慢性压力和获得性无助感

慢性压力是一种持续存在的困难，日复一日，持续很长时间，有些人会由此而引发抑郁症。抑郁症也可能由持续的挣扎引起：你可能会挣扎于扮演多种角色或经历角色的转换，而这些也会引发抑郁症。患有重性抑郁症或心境恶劣的人经常抱怨扮演不同角色所面临的问题，比如在家中是一位疼爱孩子的妈妈，在工作中是一位独立的法人经营者。你的角色在发生重大变化时产生的重大生活转变尤其能引发抑郁症。发生这种转变的时期包括：青春期晚期，此时你要从家庭脱离，试图成为一个独立的成人；中年，此时你要适应做妈妈或者做爸爸，同时要考虑你的事业是否还能前进；退休后，此时你会挣扎于结束职业生涯后威望的降低或收入的减少。

如果你有慢性压力，仅仅一次痛苦的事件也可能使你患上抑郁症。特别是当慢性压力和痛苦的事件发生在人生的同一时期时，就更可能使你患上抑郁症。例如，如果你婚姻不幸福，那么在你的女儿离开家搬到别处去时，你可能会患上临床抑郁症。慢性压力和困难事件经常是互相关联的，二者能共同引发抑郁症，而仅凭事件本身是不会引发抑郁症的。例如，偿还贷款是一个持续的压力因素，此时丢失工作会增大这种压力，使其更可能诱发抑郁症而不会直接引发抑郁症。研究者正在研究压力事件究竟是如何导致抑郁症的。一种理论认为是经历持续压力的人学会了感觉无助，尤其是他们无法控制压力环境时。这种获得性无助感导致了抑郁症的发生。

这种获得性无助感学说是建立在实验室研究的基础上的。在这个实验中，动物被给予两种类型的电击。首先，动物先接受一种不能躲避的电击。然后，让它们接受另一种电击，此时它们可以躲避。结果发现，那些接受过不能逃避的电击的动物在接受可以逃避的电击时，不能顺利地逃避。很明显，它们已经认识到了它们试图逃跑的努力是白费的。动物们的这种举动通常也发生在抑郁症患者身上，例如，他们对吃饭和睡觉感觉无所谓。相反，那些没有接受不可逃避的电击的动物则可以轻易地逃避电击，而且饮食和睡眠也没有问题。

经过研究那些已经产生获得性无助感的动物后，研究者发现它们脑内的化学物质发生了改变，去甲肾上腺素神经递质的受体已经改变。一些受体对去甲肾上腺素的敏感性变强了，而另一些的敏感性则降低了。研究者随后用抗抑郁药物治疗那些已经产生获得性无助感的动物，这些动物很快学会了逃避电击。最后，这些曾经产生获得性无助感的动物学会了通过推动杠杆停止电击。一旦动物不再感到无助，它们的抑郁症状也就消失了。在抑郁症缓解后，动物脑内的化学物质水平恢复正常。研究者由这些实验得出结论，生活经历的确会改变脑内的化学物质和身体行为，同时，行为也会影响脑内的化学物质。

对于人类来说，这种无助感会使人们在处理生活中遇到的难题时产生悲观的想法，这种想法以过去经历的压力和困难为基础。当人们将失败归因于无法控制的因素时，他们患抑郁症的风险就会增加。

假设你是一名13岁左右的青春期少女，那么可以说你正处在人生感情最脆弱的时期。如果你恰好有一个口无遮拦的父亲或母亲，他一直说你很愚蠢，慢慢地你可能就会开始相信这一点，并且怀疑自己处理问题的能力。这种无助的感觉会使你易患抑郁症。研究者认为如果人经历了重大的压力，像失去了双亲之一或者如上所述的言语攻击，并且当时年龄太小而压力又太大时，大脑内的化学物质就会发生持久性的改变，从而使人处理压力事件的能力下降。

什么情况下灾难性事件会导致抑郁症

研究者发现单一的痛苦事件，如离婚、疾病或家人的去世，在某种程度上与重性抑郁症相关。在大部分重性抑郁症患者指出的在他们患病前经历过的痛苦事件中，由于死亡或离婚导致的伴侣丧失是最有可能引发抑郁症的灾难性事件。

抑郁症可以由任何偶然事件引起，只要这种事件使你有失控感。这种灾难性事件包括因为科技进步而丢失工作、经历自然灾害、发生车祸（车祸的责任在另一位司机）。

总之，事件带来的痛苦越大，引发抑郁症的可能性就越大。例如，亲眼看着家人死亡与和邻居吵架比起来，前者引发抑郁症的可能性更大。

有时，同样的灾难对一个人造成的感情伤害可能比对另一个人造成的伤害大，例如，在伴侣死后，男人比女人更易患抑郁症。一些研究者认为这是因为妻子的死亡给丈夫带来了其他的损失，例如，男人在妻子死后可能与已经成年的孩子失去联系，而这会导致更大的情感伤害或孤独感。这种孤独感对女性来说可能会轻些，因为她们更倾向于将感情倾注于家庭，也更喜欢与别人接触。

灾难性事件也会影响抑郁症的恢复。生活越艰难，恢复需要的时间就越长。如果某个特殊事件，如婚姻的破裂，引发了你的抑郁症，接下来发生的事件（例如，丧失了孩子的监护权）使你更受打击，又加深婚姻破裂所带来的伤害，你恢复的时间就可能会延长。相反，如果发生了减轻这种破裂带来伤害的事件，如建立新的积极的关系，就可能加速你的恢复。

在有些病例中，普通的悲伤事件会使你感觉好些。例如，尽管婚姻破裂是痛苦的，但如果这帮助你解决了另外的问题（比如你摆脱了伴侣对你的谩骂），这可能就会加快你的恢复。有时一个灾难性的事件会以一种间接的方式帮助你恢复，因为它会使你改变对引发抑郁症的事件的看法。例如，在经历交通事故后，你可能会认为失业这件事（曾使你患上了抑郁症）其实一点也不重要。

一些研究者认为灾难事件和抑郁症之间的关系并不是非常

明确的。他们指出一个人患上了抑郁症可能会导致灾难事件的发生，而不是灾难事件导致了抑郁症。例如，如果你患有抑郁症的典型症状注意力不集中和思维混乱，你就会在工作上表现不好，就有被解雇的风险。

童年时不幸事件的影响

一个不幸的童年可能导致人成年后患抑郁症。抑郁症患者中童年时经历大灾难（与父母亲分离、家庭混乱、父亲或母亲患有精神疾病、性虐待或躯体虐待）的比健康人的比例高。一些研究者认为童年时的不幸最可能引发抑郁症提前发生，即抑郁症首次发作于 20 岁以前。在所有与抑郁症相关的单个不幸事件中，11 岁以前双亲之一死亡或与其分开是影响最大的事件。

童年时的不幸是如何导致抑郁症的，这一点研究者还没有完全弄清楚。一种理论认为不幸的童年使得人应付人生转变的能力下降，如青春期的转变。在进入成年时，这些人发现特别难以适应新的角色。另一种理论认为不幸的童年对人的情感造成了伤害，这种伤害使人在成年时易患抑郁症。例如，有不幸童年的儿童更易有无助感、没有自信、依赖他人来使自己感觉好点。结果，这种个性使他们成年时易患抑郁症。

另一些研究者指出，大脑在婴儿出生后会继续发育，所以脑部发育会受到儿童早期经历的影响。边缘系统是大脑中控制情感的部分，它在婴儿一出生就有了适应性，这使得婴儿可以适应环境。同时，环境会参与儿童大脑的最终定型，特别是情感的调节方面。一些与母亲分离的婴儿会患抑郁症。在第二次世界大战期间，研究者发现，因为母亲死亡而被送进孤儿院的儿童在经历几个阶段的悲伤后患上了抑郁症。首先，这些婴儿因为找不到妈妈而哭闹。之后，他们变得无休止地哭闹，可能是为了引起不在身边的妈妈的注意。这种不安宁之后是绝望，这时婴儿会静静地掉眼泪。最后，婴儿会变得极端孤僻。这种严重的悲伤反应被称为情感依附性抑郁症。

婴儿期的猴子如果与母亲分离，它们会经历同样的阶段：不停哭闹，绝望，孤僻。实验表明，这些猴子在不停哭闹阶段分泌到血液中的应激激素皮质醇的量增多。在此阶段血液中皮质醇水平越高，人将来患抑郁症的可能性就越大。因为有大约一半的抑郁症患者血液中皮质醇水平升高。研究者仍不清楚皮质醇水平的升高是属于疾病的信号还是属于机体试图纠正错误的补救反应。

忧郁的个性

各种个性类型的人，无论是外向的、还是害羞的，深沉的、还是浅薄的，冷静的、还是急躁的，在特定的境遇下都可能患上抑郁症。你的个性是你的生活习惯、特点和经历的综合，受遗传和环境因素的双重影响。个性中的特点或习惯均不会导致抑郁症的发生，但是个性中的一些特点可能使你更易患这种疾病。患有抑郁症的人通常对自己要求很高，感到很难放松，寻求他人的帮助对他们来说很困难。如果你过分担心、常有悲观情绪或自责，你可能就易患抑郁症。同样，认为自己的生活几乎不受控制的人也易患抑郁症。那些个性随和、对自己的社会状况满意和易于和别人谈论自己的问题的人，较少患抑郁症。

心理作用

研究心理和身体行为的医生和心理学家就抑郁症的病因提出了不同的理论。其中最古老的学说是在 19 世纪末由奥地利医生西格蒙德·弗洛伊德提出的。弗洛伊德提出抑郁症是由对他人的愤怒积聚于心引起的。他将抑郁症和正常的悲伤情绪划清了界限，指出抑郁症病人充满负罪感、易自责和自我批评，这和健康人的悲伤不同。

另一种理论宣称抑郁症患者的潜意识中认为父母对自己没有关爱。人们的潜意识，或者被称为下意识，是思维中未被自己注意的想法、感觉和主张。如果一个人认为父母不爱自己，那么在他的内心情感中就充满着被迫害感和无望感。根据这种理论，躁狂症患者将别人美化，否认攻击别人的任何想法，并以此来保护自己。

一些专家认为抑郁症是因为患者意识到自己对于生活的企盼和所得存在着差距引起的。当你发现自己不能像梦想的那样生活时，你会感到无助和无力。另一些专家认为当人认为自己不能从关心的人那儿获得足够的帮助和支持时也会患上抑郁症。

还有一些专家认为当人们一直有自责、认为自己性格很差和其他一些导致自信心下降的负面想法时，会患上抑郁症。另一种理论认为当人们得不到自己认为应该得到的回报时会患上抑郁症。还有一种观点认为，患抑郁症是由于希望像别人那样生活，而现实中又做不到那样而导致的。根据这种观点，抑郁症患者看待自己生活的方式和自己的实力不是从自身出发而是盲目参照他人。一些心理学者认为抑郁症是由于人们找不到人生的意义或是失去了人生的意义而引起的。

当其他心理或精神障碍与抑郁症并存时

如果你患有其他的心理障碍或精神疾病，可能在其他症状的基础上还会出现抑郁症的症状。与其他疾病并发的抑郁症被称为并存的或并发的抑郁症。如果抑郁症发生在另一种精神病被诊断之后，那么医生会将这种抑郁症称为继发抑郁症。

焦虑症

通常焦虑症以对发生事件的过度恐惧、害怕或忧惧的反应为特征。如果你患有焦虑症，你会感到恐惧和紧张，不能集中精力或睡不好。另外，你会做噩梦和偶发一些恐惧的症状，如心跳加快、手掌出汗、颤抖或腹泻。抑郁性疾病和焦虑性疾病联系密切，约有 30% 的抑郁症患者也有焦虑性疾病的症状。

在抑郁症和焦虑症两种疾病的症状均明显的病例中，抑郁症的症状通常是潜在的。但是，焦虑症患者在疾病好转时可能会患上抑郁症，尤其是在疾病未经治疗时。你的医生会判断哪种疾病是基础疾病，应该先被治疗。焦虑性疾病有很多种，其中包括恐慌症和恐惧症。

恐慌症是焦虑症的一种，患这种疾病时你的身体和精神会经历突发的强烈恐惧。这种反应也被称为恐慌发作或焦虑发作，此时你也会同时有躯体症状，如呼吸短促、出汗、颤抖、头昏眼花、面色苍白和胃绞痛。恐慌症与抑郁症相关，恐慌症患者中有很大一部分在数年后也患上了抑郁症。同时，10% ~ 20% 的抑郁症患者同时患有恐慌症。

恐慌症的治疗依赖于疾病的特点。如果恐慌症只在重性抑郁症发作时出现，医生会首先治疗抑郁症。如果你过去患有恐慌症，而没有重性抑郁症，你和你的医生需要判断出哪一种疾病更严重。在做出判断时，每种疾病的家族史、疾病的进展情况和每种疾病造成的伤害大小都需要考虑到。

恐惧症也是焦虑症的一种，患这种疾病时，你会对一种物体或情境产生莫名的恐惧。例如，你会害怕蜘蛛、陌生人，或恐高。如果你患有恐惧症，在不得不面对你所害怕的情境时会产生焦虑症的症状，如心跳加快、掌心出汗、呼吸急促和呕吐感。恐惧症和抑郁症经常同时发生。例如，研究者指出对空旷环境有莫名恐惧（被称为广场恐惧症）的人中，超过 90% 会患上抑郁症。如果你同时患有抑郁症和恐惧症，你和医生需要决定先治疗哪种疾病。做决定时需要考虑多种因素，尤其是哪种疾病造成的伤害更大。

强迫症

　　强迫症以令人烦扰而又无法控制的想法或冲动为特征。强迫性困扰是持续存在的、让你无法回避的、不愉快的想法。这种想法会导致一种不可抗拒的不断重复做同一件事的冲动，即强迫性冲动。特定的强迫性困扰会引发特定类型的强迫性冲动。例如，你被对细菌的恐惧困扰，就可能会产生一直重复洗手的强迫性冲动。

　　强迫症和抑郁症之间有很多联系。两种疾病有一些相同的症状（如过度负罪感、没有主见、缺乏自信心、疲劳和睡眠障碍）而且经常同时发生。一般说来，如果你同时患有强迫症和抑郁症，治疗的目的将是同时减轻两种疾病的症状。

人格障碍

　　一个人的情感障碍会影响和扭曲他的人格，使他出现人格障碍。人格障碍的特征是一种相对固定而不易改变的认识、反应和与人相处的行为模式，并且在各种场合均有社会适应不良。这种疾病包括偏执型人格，此种类型的人对所有的人际关系产生怀疑；分裂型人格，此种类型的人个性孤僻而且情感狭隘；强迫性人格，此种类型的人有时会被某些思想所困扰、疑神疑鬼、倔强和喜欢指手画脚。当抑郁症和人格障碍并存时，抑郁症通常会先被治疗。

精神分裂症

　　精神分裂症是一种极为严重的情感障碍疾病，会影响到患者的思维、情感、认知和行为。精神分裂症患者有人格分裂的症状，会出现错觉、幻想及严重的思维障碍。

双相情感障碍和精神分裂症太相似了，以至于有些医生认为只有在双相情感障碍被排除后才可以确诊为精神分裂症。为了确诊患者患有哪种疾病，医生会让他服用锂剂来观察其对锂剂的反应。大部分患有双相情感障碍的人在服用锂剂后情况好转，而患有精神分裂症的人则很少这样。同样，家族史也对诊断有帮助。精神分裂症和双相情感障碍都有家族病史，但他们很少发生在同一家庭中。如果患者的亲戚中有双相情感障碍患者，那他更可能患有双相情感障碍而不是精神分裂症。

有些人会出现一些令人困扰的混杂症状，其中一些是典型的双相情感障碍症状，一些则是典型的精神分裂症症状。例如，你可能有睡眠需要减少、精力旺盛和语速加快等双相情感障碍的典型症状，同时也会产生幻觉。出现这种幻觉时，从患者的语调和幻觉内容上看，不是躁狂症的症状而更像是精神分裂症的症状。一些医生认为出现混合症状的人更可能患有某种类型的双相情感障碍而不是精神分裂症，但是没人能确定。因为这个原因，医生通常将有混合症状的病人作为躁狂症来治疗，而不是作为精神分裂症来治疗。

进食障碍

进食障碍，如神经性厌食症和神经性贪食症，也与抑郁症相关。一个患有神经性厌食症的人机体反应发生紊乱并拒绝吃饭，这可能导致严重的体重减轻、激素分泌紊乱，甚至在有些情况下导致死亡。神经性贪食症的特点是狂吃，之后又试图通过自己诱发呕吐或使用泻药排出吃的食物。这两种疾病大都发生在青春期少女或年轻女性身上。

这两种疾病的特点之一是营养不良，而营养不良本身就会导致抑郁症。有 1/3 至 1/2 的患有进食障碍的人同时患有抑郁症。一些研究者发现有 35% ~ 75% 的患有贪食症的人在疾病的急性发作阶段也会有情感障碍。另外，有 50% ~ 75% 患有进食障碍的人在以后会患上重性抑郁症。一些研究者认为进食障碍是抑郁症的一种类型，因为它们导致了相似的脑化学变化，而且抑郁症患者和进食障碍患者有相似的激素分泌异常。另一些研究认为抑郁症是进食障碍的直接结果。

如果你同时患有进食障碍和抑郁症，你和你的医生应该决定先治疗哪种疾病。通常的情况是，当进食障碍先被治疗时，大部分人在营养状况转好后，抑郁症的症状也随之缓解。

第四章

抑郁症的其他病因

上一章我们讨论了抑郁症的病因，包括生物学因素、基因因素以及环境或情感因素。这些是抑郁症的主要病因。但是有时抑郁是其他疾病的症状，而不是情感疾病。事实上，有10% ~ 15%的重性抑郁症病例存在潜在的躯体性疾病病因。伴随有躯体性疾病的抑郁症被称为并发性、并存性或继发性抑郁症。

　　如果你同时患有抑郁症和躯体疾病，那么对你的治疗方法将以这两种疾病的确切关系为基础。如果你的抑郁症是躯体疾病的生理作用的结果，那么当躯体疾病被治愈后，抑郁症也趋向于好转。如果你患有抑郁症而且不知道病因，很可能是你没有严重的躯体疾病，因为大部分的抑郁症不是由躯体疾病引起的。

　　如果你的抑郁症是对严重躯体疾病（如肺癌）的心理反应，那么医生可能会决定在治疗肿瘤的同时也治疗抑郁症。对这种继发性抑郁症的治疗和以前所述的不同，因为许多医生以前将这种抑郁症看作是严重疾病的正常反应。现在，医生开始意识到如果不治疗抑郁症，患者和疾病斗争的能力会下降，也不太可能很好地配合治疗。如果你患有躯体疾病，也有抑郁症的症状，在大多数情况下，你也应同时治疗抑郁症。抑郁症的症状也可由躯体疾病或不适、药物或酒精滥用、某些药物的副作用引起。

躯体疾病与抑郁症

激素紊乱

激素分泌器官的功能紊乱是最易导致抑郁症的躯体疾病。尤其是甲状腺疾病，它经常与抑郁症同时出现。甲状腺疾病是一种极为常见的疾病，尤其是在女性中。在有些病例中，抑郁和疲乏可能是你开始注意甲状腺疾病的最先症状。甲状腺疾病分为两种类型：甲状腺功能减退症和甲状腺功能亢进症。在甲状腺功能减退症中，甲状腺的功能降低，激素分泌量过少。而在甲状腺功能亢进症中，甲状腺分泌激素量又过多。这两种类型的甲状腺疾病均可导致抑郁症，但是抑郁症更可能和甲状腺功能减退症并存。

为了排除甲状腺功能减退是抑郁症的病因的可能性，医生会通过一项血液测试来测量甲状腺激素的水平。医生也可能进行TRH（促甲状腺素释放激素）刺激试验。首先，医生会采一份血清样本来测量TSH（促甲状腺素）的基础水平（即对你来说的正常水平），TSH是一种刺激甲状腺活性的激素。然后你会接受一定剂量的TRH，TRH控制TSH的分泌。此后在15，30和90分钟后医生会再次测量你血液中的TSH水平。如果你的甲状腺功能是健康的，血液样本中的 TSH 水平应是上升的。如果你的抑郁症是由甲状腺疾病引起的，那么当甲状腺疾病被治愈后，抑郁症也会随之缓解。

肾上腺疾病也会导致抑郁症。人体内有两个肾上腺，分别位于两肾的附近，每一个都由两部分组成。腺体的中央部被称为髓质，分泌应激激素肾上腺素和去甲肾上腺素，这两种激素在大脑中也作为神经递质使用。肾上腺的另一部分被称为皮质，分泌皮质类固醇。这些激素可以调节食物的吸收和参与应激反应。肾上腺素还有控制肾脏内钠盐和钾盐的排泄以及青春期第二性征发育的作用。

抑郁是艾迪生病（肾上腺皮质功能减退症）的常见症状。在艾迪生病中，皮质会逐渐丧失其功能。事实上，在艾迪生病被确诊之前，抑郁症可能已经存在了一段时间。在患有库欣综合征（皮质醇增多症）时，血液中皮质类固醇水平过高。皮质类固醇水平过高通常在为治疗其他疾病而应用皮质类固醇时发生，但有时也可能是肾上腺活性过强的结果，而这种活性过强通常又是对于机体某部分存在肿瘤的反应，如果肿瘤处于脑垂体部位，就是库欣综合征。重性抑郁症通常是库欣综合征的症状（库欣综合征的其他症状包括特定的躯体改变，如满月脸、水牛背和皮肤变薄、骨质疏松、高血压、水肿）。

甲状旁腺功能亢进症，是一种以甲状旁腺分泌甲状旁腺素过多为特征的疾病，也可能导致抑郁症的发生。4 个甲状旁腺位于甲状腺附近，其功能是分泌甲状旁腺素。这种激素会增加血液中的钙含量，机体对钙含量的变化是非常敏感的，血液中钙含量过高被称为高钙血症，会导致排尿增多、疲惫、恶心和呕吐，严重者如果未经治疗会导致昏迷，甚至死亡。甲状旁腺功能亢进症通常由 4 个甲状旁腺中的某一个生成良性肿瘤引起。约有一半的患有甲状旁腺功能亢进症的患者也会患有抑郁症。

抑郁症也可能是机体对糖尿病并发症的反应。患上糖尿病后，胃附近的胰腺就开始减少分泌或停止分泌用于调节人体吸收葡萄糖的胰岛素。糖尿病会导致眼睛、神经、肾脏损伤以及其他并发症，而这些又会导致抑郁症。糖尿病有两种主要的类型：Ⅰ型糖尿病，患者一般为年轻人，此时胰腺分泌很少或不分泌胰岛素；Ⅱ型糖尿病，主要发生于年龄超过 49 岁的中年人中，胰腺分泌的胰岛素量供应不足。多达 1/4 的糖尿病患者同时患有抑郁症。

感染性疾病

感染性疾病有时也会引发抑郁症，因此抑郁症可能是感染性疾病的症状或机体对于疾病的心理反应。你可能在与感染性疾病斗争时或疾病刚刚治愈时患上抑郁症。抑郁通常是单核细胞增多症的早期症状，在 EB 病毒（为传染性单核细胞增多症的致病源）感染白细胞时会发生单核细胞增多症。单核细胞增多症的症状很多，患者可能感觉像患了轻感冒，或者可能有持续的咽喉痛、发热、腺体肿胀、头痛和乏力。如果患者在患病的早期没有患上抑郁症，则可能在疾病快痊愈时患上抑郁症。抑郁可能是单核细胞增多症中最后一个被消除的症状。

抑郁症也常与病毒性肝炎共存，病毒性肝炎是肝脏被许多病毒中的一种感染的疾病。科学家已经确定了病毒性肝炎的3种主要类型，即甲型、乙型、丙型。病毒性肝炎可以是急性的，也可以是慢性的。甲型是病毒性肝炎的轻型和常见形式，抑郁一般来说更可能是乙型和丙型病毒性肝炎的症状。患者的症状可轻可重，但一般说来都会包括食欲下降、恶心、呕吐、发热、关节痛和皮肤发黄。抑郁症可以发生在病毒性肝炎的任何阶段。

病毒性肺炎是一种由病毒感染引起的肺部炎症。抑郁或精神错乱经常与病毒性肺炎共存。病毒性肺炎的症状包括逐渐恶化的咳嗽、头痛、肌肉痛和嘴唇发青。肺炎痊愈时抑郁亦趋于缓解。

癌症

很多癌症患者会继发重性抑郁症，尽管只有小部分抑郁症患者患有癌症。抑郁可能也是癌症的症状之一。肿瘤细胞会分泌出（虽然很少）调节情绪的化学物质5-羟色胺，从而导致5-羟色胺失衡，继而诱发抑郁症。但是抑郁症也可能是由癌症引起的疼痛、恐惧和担心诱发的。

抑郁症经常伴发于胰腺癌，胰腺是位于胃后面的一个器官，它分泌的消化液对消化功能很重要。胰腺癌发展很快，患者通常在3~6个月内就会死亡。脑癌也是最易导致抑郁症的癌症之一，在有些病例中，抑郁是脑癌最早的或唯一的症状。

自身免疫性疾病

一些免疫系统的疾病也与抑郁症相关。我们的免疫系统保护机体，抵抗疾病，而在我们患有自身免疫性疾病时，它会攻击机体自身的组织。系统性红斑狼疮（SLE）就属于此类疾病，患系统性红斑狼疮时机体的结缔组织会发炎，从而损伤皮肤、关节和内脏。系统性红斑狼疮会导致患者出现包括抑郁在内的情绪改变。研究者发现 1/4 的系统性红斑狼疮患者有智力改变情况，如在系统性红斑狼疮被确诊前后不久出现短期记忆力下降。其中有大约 3% 的患者，智力改变是唯一的症状。

在得知自己被 HIV 病毒（人类免疫缺陷病毒，或称艾滋病病毒）感染后，约有 10% 的人会患上抑郁症，HIV 是导致 AIDS（获得性免疫缺陷综合征，即艾滋病）的病毒。当 HIV 感染发展成为 AIDS 时，至少 30% 的病人患上了抑郁症。抑郁症可以由 HIV 感染本身引起，也可由机体免疫系统功能低下而导致的其他感染引起，还可能由治疗困难，或是因为患上无法治愈的疾病产生的压力引起。

退化性疾病

退化性疾病是一种神经细胞逐渐退化和死亡的疾病。帕金森病就是其中之一，此病的特征是脑部的特定神经中心发生变质。

帕金森病的典型症状是手、头，或两者同时出现非自主性的颤动。有 1/3 至 1/2 的帕金森病患者会患上抑郁症。大部分研究者认为抑郁症是帕金森病的组成部分而不是对于此病的心理反应。

亨廷顿病是一种罕见的、具有遗传性的神经系统退化性疾病，一般人在中年时首次发病。随着时间的推移，患者的躯体会逐渐产生无法控制的运动，之后发生情绪改变。抑郁症、欣快症或其他情绪改变有时是亨廷顿病早期阶段的标志。

抑郁症有时伴随着痴呆症出现，痴呆症是一种脑部疾病，其特点是记忆力和其他智力功能持续性丧失。痴呆症患者的思维会逐渐变得混乱，不能与人正常对话，对周围环境失去意识。阿尔茨海默病是痴呆的最常见原因，患有此病的患者中有超过 87% 的人患有抑郁症。抑郁症、偏执症和妄想症可能是这种疾病的并发症或由这种疾病引起，但均可通过适当的治疗减轻症状。

年龄大的抑郁症患者的症状可能很严重，以至于他们会产生思维障碍。在这种情况下，抑郁症可能被误诊为阿尔茨海默病的早期症状。但是，和阿尔茨海默病不一样的是，抑郁症是可以治疗的。心理学家、心理治疗师会分辨出你或者你的爱人是否患有阿尔茨海默病。

躁狂症或者抑郁症也可以是多发性硬化症的早期表现。多发性硬化症患者的神经会失去保护神经并使神经绝缘的髓鞘质（一种脂类物质）。这种疾病的症状很多，但是其早期症状通常包括一过性视力障碍、手臂暂时性颤抖或乏力、膀胱功能障碍。在多发性硬化症确诊几年后，患者可能会产生抑郁症、欣快症或其他情绪障碍。这种情绪改变通常在疾病未治愈前反复出现。

心血管系统疾病

心血管系统包括心脏和血管，这个系统的生理疾病或不适可以导致抑郁症。在经历过心力衰竭的人中，有15% ~ 20%的人将来会患上临床抑郁症。当血管发生破裂或阻塞时会导致休克，休克会导致脑部损伤，而这是导致抑郁症的主要病因。因抑郁症而住院的患者中约有一半是因为休克而患上了这种病的。休克患者的抑郁症状可能是脑环境发生变化或脑受损的结果，这种改变可以由休克引起，也可以是对于休克引起的生理负面影响或生理功能限制的反应，就像偏瘫一样。为了确定抑郁症的病因，进行心理或神经测试是有必要的。如果你在休克之后患了抑郁症，医生可能会建议你在抗抑郁药物治疗的同时进行某种形式的心理咨询或心理治疗。

慢性疲劳综合征

慢性疲劳综合征（CFS）包括一系列症状，这些症状因人而异，但是其最主要的症状是精力完全衰竭（不能通过睡眠来缓解）以及流感样症状，其他症状包括关节、肌肉无力或疼痛，腺体肿大，反复发作的咽喉痛、头痛、健忘和思维混乱。慢性疲劳综合征主要发生在25 ~ 45岁的女性身上。慢性疲劳综合征可以突然发生，然后持续几个月或几年，也可以由躯体疾病引起，研究者已发现一些病毒感染与其有关。另一些研究者认为慢性疲劳综合征可能是抑郁症的一种形式，因为许多慢性疲劳综合征患者有情绪改变。也有研究者认为躯体疾病和抑郁症共同导致了慢性疲劳综合征。许多研究者和医生认为免疫系统的功能状态是关键因素。要确诊慢性疲劳综合征，需要先排除重性抑郁症的可能性。

代谢性疾病

机体将食物和氧气转化为能量的过程也可能导致抑郁症。急性间歇性卟啉症是罕见的疾病之一，它由一种酶（这种酶是制造血液成分的要素）的遗传性缺陷引起。急性间歇性卟啉症会影响神经系统，其症状包括恶心、呕吐、便秘、肌肉无力、视力障碍、瘫痪和情绪改变。急性间歇性卟啉症患者同时患有抑郁症的情况很常见，尤其在发作期间伴发抑郁症更常见。

肝豆状核变性也是一种罕见的遗传性疾病，患者体内铜异常聚集，尤其是在肝、角膜和脑内。躁狂和抑郁可能是这种疾病的早期症状。

其他躯体疾病维生素缺乏病

严重的和长期的维生素缺乏会使有些人患上抑郁症。抑郁是糙皮病的症状，糙皮病是由饮食中维生素 B_3 和其他 B 族维生素缺乏引起的。抑郁和其他的情绪改变也可能是机体维生素 B_{12} 量不足的早期表现。如果不经治疗，维生素 B_{12} 缺乏会导致一种叫作巨幼红细胞性贫血的疾病，这种疾病会导致机体红细胞的损耗。抑郁症也可以是机体内叶酸、维生素 B_6 或维生素 B_1 缺乏的早期表现。

矿物质缺乏病

矿物质含量过少也会导致抑郁症。抑郁可能是铁缺乏的早期症状，也可能是由铁缺乏引起的贫血的并发症状。抑郁症也可以由机体钾、钠或锌的缺乏引起，或由血液中钙含量过高导致。

中毒

特定物质引起的中毒也会引起抑郁症。成人体内如果吸收了过多的铅会表现出抑郁症的症状，在锰矿工作的工人因为长期吸入含锰的尘粒会表现出躁狂的症状。汞中毒可以导致重性抑郁症。长期暴露于砷（杀虫剂、除草剂和灭鼠药中的成分）中可能会导致抑郁症的发生。铋剂（润肤霜和某些泻药的成分）中毒也会导致抑郁症的反复发作。溴化物在过去曾被广泛地用作镇静药和抗惊厥药物，其用量过大也会导致抑郁症。此外，铝中毒会逐渐使接受肾脏透析的人出现抑郁症，肾脏透析是用机器（被称作人工肾）将肾脏疾病患者体内的废物从血液中排出的方法。在一项研究中，有 86% 的接受肾脏透析的人出现了重性抑郁症的症状。

物质滥用与抑郁症

物质滥用是各个年龄段的人都会存在的问题，它与抑郁症紧密相关。物质滥用是指对酒精或其他物质的过度、长久使用，甚至在它已给生活带来困扰时仍不停止的情况。严重的物质滥用会导致对这种物质的生理或心理依赖。被滥用的物质包括酒精、可卡因、安非他明、一些处方药物以及其他的物质。所有这些物质都会导致抑郁症。这些物质与抑郁症之间的这种关系显得很不可思议，因为人们总是利用酒精或药物来调节情绪。但实际上这些物质仅能暂时改善情绪。另外，药物滥用会改变脑内的化学物质，从而导致抑郁症的发生。

药物滥用和抑郁症的关系有时并不明确。以酒精中毒为例，酒精成瘾是药物滥用的一种类型，其特点是对酒精有不能控制的需要——或者说是依赖。一些酒精成瘾的人会因为喝酒而引发抑郁症，另一些人已经患有抑郁症，却通过酗酒来使自己感觉好些。

药物或酒精会通过影响机体的情绪调节系统——边缘系统来导致或加剧抑郁症。当你做了一些使自己高兴的事后，例如吃了一顿美餐，这实际上就是机体的边缘系统制造了愉快的感觉。你的愉快反应是对吃的回应，吃是一种行为，而大脑认为这种行为对生存是十分必要的。

成瘾性物质也会刺激边缘系统，它们通过使大脑内充满某种使人感到愉快的神经递质来实现这一目的。以可卡因为例，它能刺激神经递质释放多巴胺（多巴胺是产生快感的物质），多次使用可卡因会使脑部释放过多的多巴胺，由于可卡因还会干扰神经细胞对多巴胺的重吸收，因此脑中储存的多巴胺最终会被耗尽。许多成瘾性药物会导致脑部的其他化学变化，这些改变会引发抑郁症或使已经存在的抑郁症加重。

结果，包括酒精在内的药物依赖和抑郁症紧密相连。约有一半的酒精成瘾患者也患有临床抑郁症。严重酗酒者自杀的比例远远高于其他人，而自杀与临床抑郁症紧密相连。多达80%的可卡因成瘾者有时感到抑郁。同时，约有25%的重性抑郁症患者被诊断出患有物质滥用疾病。

如果抑郁症是由物质滥用引起的，患者和医生就需要决定是先治疗物质滥用还是将其与抑郁症同时治疗。为了让机体摆脱成瘾性药物，患者可以通过心理咨询或采用一个12步的计划与药物依赖做斗争，由此抑郁症也会不治而愈。对于因药物滥用而引发的抑郁症来说，这种情况发生的概率更大。但是如果抑郁症在物质滥用被治疗后仍拖延不愈，医生就会将抑郁症作为一种单独的疾病来治疗。

处方药物与抑郁症

一些处方药物也会导致抑郁症，那些可能由于处方药物而引发抑郁症的人群包括对抑郁症有遗传易感性的人群（家族中有此病患者）和曾经发作过抑郁症的人群。另外，老年人也有患病的危险，因为他们对药物的反应与其他人不同。

需要注意的是当抑郁症的根源是药物时，抑郁症的发作通常会出现在应用药物后的几天或几周内。对此类抑郁症的治疗通常很简单——停用这种药物。在有些病例中，改换药物后抑郁症仍会迁延不愈，如果是这样，医生可能会将抑郁症作为一种单独的疾病来治疗。

研究发现超过 200 种药物可以使人患上抑郁症，但是医生发现只有一些是常见的引起抑郁症的药物，这些药物包括某些治疗高血压和帕金森病的药物。其中治疗高血压的药物，如利金平（利血平）、甲基多巴、胍乙啶、普萘洛尔和可乐定，可能会使某些人患上重性抑郁症，尤其是利血平和甲基多巴。有抑郁症病史的高血压患者，在服用利金平（利血平）后至少有 15% 会出现抑郁发作。

治疗帕金森病的药物包括左旋多巴，服用这种药物的人中约有 1/5 会产生情绪改变。这种情绪改变包括抑郁和轻性躁狂。

其他与抑郁症相关的处方药物包括 NSAIDs（非甾体类抗炎药）、皮质类固醇药物、促同化激素类药物、口服避孕药、抗惊厥药物和降低胆固醇的药物。NSAIDs 被用来减轻骨性关节炎、风湿性关节炎和其他类型的关节疾病的症状。用来治疗癫痫发作的抗惊厥药物也会导致抑郁症，其中苯巴比妥引发抑郁症的可能性尤其大，尤其是在服用者有情绪障碍的家族史或曾患过情绪障碍时。

皮质类固醇被用来治疗艾迪生病、变态反应性疾病、风湿性疾病和炎症。在使用这些药物的人中约有 5% 会出现包括抑郁在内的情绪改变。

口服避孕药中包含雌激素和孕激素，被用来避孕。对于口服避孕药是否与抑郁症的发生有关系这个问题，目前仍存在争议。大部分研究者发现口服避孕药可以导致抑郁症，但有一些研究不支持此结论。总的说来，研究者认为曾经患过抑郁症的女性如果服用口服避孕药会增加抑郁症的复发概率。

有些人在应用促同化激素类药物后患上了抑郁症。促同化激素类药物一般被用来治疗某些类型的贫血和晚期乳腺癌。有些运动员有时也会使用或滥用这种药物来提高肌力和耐力，尽管这么做并不明智而且违反了比赛规则。

有些研究者指出降低血液中类固醇水平的药物会导致抑郁症，但另一些研究却不支持此结论。类固醇是存在于某些食物中的一类脂类物质，血液中类固醇含量过高与心脏疾病有关。

病因的相互联系

　　抑郁症的病因可能是相互关联的。有些研究者认为抑郁症实际是由许多种疾病引起的，每种疾病也都由不同的原因引起。根据这种理论，有的抑郁症是由生物钟紊乱导致的，还有的抑郁症是由异常的脑化学变化引起的，另外还有一些抑郁症是由压力事件引起的。部分研究者认为抑郁症是由几个因素共同导致的，是这些因素的共同作用致使人生病，例如巨大的压力和遗传易感性的共同作用。关于抑郁症我们还有很多不知道的知识。例如，研究者至今还不知道为什么抑郁症只发生在有遗传易感性的人身上，而不发生在其他人身上。尽管我们对抑郁症的相关知识还未能完全掌握，但我们对抑郁症的了解越来越多了。再过一段时间，我们或许就能完全搞清楚是什么导致了抑郁症以及为什么这些因素会导致抑郁症（即抑郁症的病因）了。

第五章

帮助抑郁症患者

如果你患有抑郁症，你可能会认为没有人可以理解你或者任何事物都不能使你感觉舒服。事实上，这种无望感通常只是抑郁症的症状，其实别人是可以理解你也可以帮助你的。抑郁症是完全可以治疗的精神疾病之一。约有 80% 的抑郁症患者在得到专家的帮助后症状有明显改善，而这通常发生在治疗后的几周或几个月内。

我需要帮助吗

有时承认自己需要医生的帮助很困难。你可能将抑郁症看成是其他精神疾病的某种类型，像精神分裂症一样。或者你会将自己的症状看成是疲劳或性格缺陷导致，你可能会害怕朋友、家人或老板在知道你患有抑郁症后会对你不友善。尽管理解抑郁症的病因有好处，但是对于很多人来说，这仍会带来耻辱感。通常，知道自己患有疾病是很痛苦的，因为这会改变对于自己的认识。而接受自己患有对情绪有影响的疾病的事实就更困难了，因为情绪通常被认为是自己的中心。

另外，抑郁症的症状会阻止你寻求帮助。抑郁症所导致的疲劳可能使去看医生的行为变得不可能。疾病可能使你与他人疏远，这就容易掩盖症状的严重性。如果你处于双相情感障碍的躁狂发作期，你可能会缺乏对所患疾病的认知能力。

在你接受自己患有疾病这个事实之前，你可能会经历几个感情阶段。开始，你感到痛苦，但不知道自己患上了抑郁症。你的感觉可能无法用言语来形容，如果你患有抑郁症很长时间了，依赖性可能已成了个性的一部分。你可能会找一些理由来解释自己为什么悲伤——误入歧途的关系，未被提升，或者是和邻居打架。之后，你会慢慢意识到什么地方出错了。那时你的痛苦可能使你每天都生活于煎熬中。最后，你会寻求专家的帮助。像许多人一样，只有经历了危机（如失去工作），你才会意识到自己再也不能忽视抑郁症的症状了。

你想知道自己是否患有抑郁症吗？如果想，看看下面的清单，将与自己相符的症状做上标记。

抑郁症症状清单

◎ 经常感到悲伤、焦虑或空虚。

◎ 考虑过死亡或自杀。

◎ 常常自责、有无望感或无价值感。

◎ 对曾经感兴趣的事情失去兴趣或愉快感。

◎ 睡眠过少或过多。

◎ 吃得比平常少，或没有节食而体重减轻；或吃得比平常多和体重增加。

◎烦躁不安或易怒。

◎有持续的躯体不适并且对于治疗毫无反应，如头痛，慢性痛，便秘或其他消化系统问题。

◎难于集中注意力，记忆力减退，难于做决定。

◎精力不济。

～～～～～～～～～～～～～～～～～～～～～～～

　　如果你的症状与清单中所列症状的 4 条以上相符，其中包括前两条，而且这些症状持续 2 周以上，那么你可能就患上了抑郁症。此时你应该去看医生。即使你只有这些症状中的几个，你也应将症状告诉医生。现在的这些症状可能会慢慢变严重，并发展为重性抑郁。可能此时你已经患上了轻型抑郁症。

　　可能你出现了一些抑郁症的症状，但认为自己的情绪是健康的。例如，如果你离婚了，而且没有足够的钱来付账单，这种情况下忧虑和心情恶劣是很正常的。你应该如何判断自己是否需要治疗呢？有一种方法是检查自己是否能履行各种各样的职责。比如：你能很好地完成每天的工作吗？你经常去见朋友与家人吗？跟他们在一起你感到愉快吗？你在社会交往中感觉自在吗？如果你经常不高兴，但可以过每天的正常生活，你可能就没有患上临床抑郁症。从另一个角度讲，如果你患上了抑郁症，你可能在生活的某一方面做得很好但是在另一方面做得不好。例如，一些患有抑郁症的人可以做好工作，但是不善于社交。

　　如果你患有双相情感障碍，那么你可能只在有些时候有上述清单中的症状。而在另一些时候，你会经历躁狂发作或极度兴奋，此时你的症状就会完全不同。如果你此时正处于躁狂发作，你几乎不可能怀疑自己有任何问题。但是在躁狂发作过后，症状就会出现了。看看下面的清单，将与自己相符的症状做上标记。你也可以征求伴侣或密友的意见，询问他们是否认为你有清单上的症状，这么做会对你有帮助。

躁狂症症状清单

◎感到不寻常的高兴、欣喜，或易怒。

◎可以忍受几天不睡觉。

◎话很多或不能停止谈话。

◎容易心烦意乱。

◎在短时间内可以同时产生许多想法。

◎做一些使自己高兴的事，但这些事会产生不可预料的后果，如花太多的钱或性滥交。

◎感到自己对于其他人来说很重要。

◎不切实际地认为自己能完成不可能完成的任务，或做出关于人生的重大改变的计划，或是感到自己必须不断前进。

如果你同时有上述症状中的几条，其中包括第一条，并且这些症状持续1周以上，你就可能患有躁狂症。如果是这样，请及时到医院就医。

你的亲人需要帮助吗

一些人无法意识到自己的疾病有多严重，他们需要朋友或家人鼓励自己去寻求治疗。可能你关心的某个人就患有抑郁症。看看上述清单，回答问题。如果你关心的人符合上述的症状，他就需要帮助。

说服一个患有抑郁症的人寻求帮助会很困难，尤其是这个人同时还患有躁狂症时。假设你认为自己的姐妹患有抑郁症，你要如何使她认真对待你的建议呢？你应该告诉她为什么你认为她出了严重的问题；告诉她你为什么担心；告诉她你注意到她的思维、躯体症状和行为的改变；告诉她你想帮助她处理这些问题，不管最终结果是什么。在谈话时，尽量以支持的语气而不是争论的语气，强调你不是要将她的问题交给其他人处理，而仅仅是想和医生共同帮助她解决问题。

避免用过于专业或悲观的语言来描述她的疾病，避免使用"精神性疾病"等带有负面含义的词。可以指出她的症状是由尚未被认识的医学疾病所导致，鼓励她寻求帮助，查明问题所在。如果她仍然坚持自己的观点，请她就算是为了迁就一下你去看看医生。如果你的姐妹也认为自己有一些问题，她可能需要再次确认。

有时，展开一个关于寻求帮助的话题十分困难，你可能需要等待一个由他人提供的机会。例如，你的姐妹可能说"我真是不知道如何解决女儿的问题"。这时，你就可以借助这个机会建议她向专家咨询。

　　当你怀疑一个人患有抑郁症时，务必要弄清楚他是否有自杀倾向。不要回避和推脱这个问题，要直接询问"你是否感到生活没意思？你是否考虑过自杀？"许多人，包括一些医生在内，都很忌讳询问这种问题。他们会问一些不会在抑郁症患者的思维中引发自杀想法的问题。事实上，如果你直接与某人讨论其自杀的可能性，他自杀的可能性反而会降低。仅仅通过你提出的这个问题，你就能减轻他内心的孤立感，并有可能消除其自杀的想法。他可能解除束缚，愿意谈论这些可怕的想法。如果你的亲人承认他有自杀的想法，应立即寻求医生的帮助。

接受治疗的益处

许多抑郁症患者不会寻求治疗。患有抑郁症的人会怀疑任何治疗对自己都没有帮助。如果你的抑郁症是复发的，可能你前几次的发作未经治疗就好转了，但是，药物治疗会使你的痛苦消失得更快。大部分接受合适药物治疗的人在几周后症状就明显好转，可以恢复正常生活了。如果未经治疗，抑郁症通常也会好转，但是这个过程需要很长时间。

越早寻求帮助，恢复的可能性就越大。和其他许多病一样，随着时间的推移，抑郁症会变得根深蒂固和不易治疗，而早期的治疗会大大增加痊愈的可能性。

拯救生命

寻求帮助可以拯救你的生命。患有抑郁症的人，尤其是未经治疗者，实施自杀的可能性较健康人大的多。大部分实施自杀的人自杀的原因是未经治疗的精神疾病或物质滥用，或者两者皆有。如果患有其他的潜在致死性疾病，如乳腺癌，你可能毫不犹豫地接受治疗，为什么患了抑郁症就不可以呢？

有助于缓和人际关系

治疗抑郁症会帮助患者挽救重要的人际关系。抑郁症可能对你的婚姻、同事关系、朋友关系，以及你和家庭的联系造成了很大的压力。很多症状（从抑郁症的逃避社会关系到躁狂症的性欲增加）引发了冲突、造成了误解，会使你的婚姻遭受很大的打击。如果你患有抑郁症，你离婚的可能性是健康人 9 倍。约有 50% 的患有抑郁症的女性说自己的婚姻面临很大的问题。抑郁症和由此造成的性生活问题是夫妻寻求咨询的最常见原因。如果你从现在开始治疗，你就能阻止抑郁症对婚姻生活带来的伤害并会渐渐康复。

有助于改善躯体健康状况

治疗抑郁症不仅会改善精神健康状况也会改善躯体健康状况。抑郁症"吸干"了你的能量，使你不能从躯体损伤中恢复。例如，专家认为抑郁症患者患骨折的话，恢复起来会比健康人慢。患有抑郁症的人更可能吸烟，而吸烟会增加心脏病、肺部疾病、某些癌症和其他许多疾病的患病风险。而且如果你同时患有严重的躯体疾病和抑郁症，抑郁症会降低躯体疾病恢复的可能性。

没有人能确定为什么抑郁症会对疾病恢复有这么严重的负面的影响。一些研究者认为抑郁症降低了免疫系统的活力，而免疫系统的功能恰恰是抵御疾病。另一种理论是抑郁症使患有严重疾病的人遵照医嘱或按照处方用药的可能性减低。

诊 断

没有一个简单的测试可以确定你是否患有抑郁症。在很大程度上，医生对你的诊断建立在你的症状、大体健康情况、治疗史及躯体疾病和精神疾病的家族史的基础上。你现有的症状越多，诊断将越准确。另外，医生会给你做一些检查，以确定你的抑郁症不是由躯体疾病引起的。为了进一步确诊，医生可能还会做另外的检查。

告诉医生什么

医生可能会通过问你一些关于你的情绪、行为和躯体感觉的问题来检查你是否有抑郁症的症状。你可能需要告诉医生你的睡眠情况，近来是否思维混乱或无法做决定，是否反常地悲伤或愉快。如果你带上症状的清单会有帮助。医生会问你症状持续的时间，什么因素会使你的症状好转或恶化，以及你是否曾试图服用药物来缓解症状。

因为抑郁症扰乱了你的思维，正确回答医生的问题可能对你来说并不容易。例如，如果你的抑郁症状很严重，你会发现几乎不可能用稍多一些的话语来回答医生的提问；如果你患有躁狂症或轻型躁狂，你会缺乏描述及判断自己症状的能力。因此，让你的密友或家人陪同你前去看医生对你有好处，他们会对你最近的行为提供客观的描述，也会提供关于你的更详细的背景资料。

医生会详细询问你的疾病史，包括曾经患过的和现在患的疾病，例如中风或近期发作的单核细胞增多症，这有助于解释抑郁症的症状；还会询问你曾经接受的治疗和服用过的药物。医生会利用这些信息判断抑郁症的病因以及制定有效的治疗方案，所以你要确保你提供的病史是完整详细的。例如，如果你现在患有抑郁症，而你没有告诉医生你曾经患过轻型躁狂，那么医生开具的一些药物可能会诱发你的躁狂症。

准确提供曾经服用过的药物的信息尤其重要，因为许多医生喜欢应用一种曾经对你有效的抗抑郁药物来治疗你。知道你的用药历史的密友或家人会帮助你阐明事实。

一些医生可能会问一些私人问题。例如，他可能会问你对性生活的兴趣，成瘾性药物或酒精的使用情况等。回答这些问题可能会使你感觉困窘，不过不用担心，你告诉医生的所有信息医生都会替你保密。尽最大努力诚实地回答这些问题非常重要，因为你说的都会影响到对你的诊断和治疗。例如，你告诉医生自己有酗酒习惯，医生就会针对此问题对你进行治疗。酒精滥用会引发或加重抑郁症，如果医生知道你酗酒很厉害，他可能决定先治疗你的物质滥用，看看治疗后你的抑郁症是否会随之好转。

医生可能想知道你的家族健康情况，尤其是你的亲属中是否有人患有或曾经患有抑郁症。这种信息很重要，因为情绪障碍有家族聚集性。任何你提供的有关你亲属的精神疾病的治疗情况都是有用的。例如，对于你父亲有效（或无效）的抗抑郁药物，可能对你同样有效（或无效）。总之，你提供的信息越详细越好。

提供你的疾病史

如果你对医生的问题提前做了准备，回答医生的问题会容易些。在去看医生之前先读读下面的问题（最好在伴侣或家人的帮助下）会使你更顺利地接受诊断。

（1）你现在患有躯体疾病吗？例如肿瘤、关节炎、对心脏有影响的疾病、甲状腺疾病或神经系统疾病。你患的是哪种躯体疾病？是什么时候患上的？疾病持续了多长时间？是如何治疗的？

（2）你曾经有过抑郁症、轻型躁狂或躁狂症的发作吗？是何时发作的？持续了多长时间？是如何治疗的？

（3）你现在患有精神疾病吗？以前曾患过精神疾病吗？何时患的，持续了多长时间？是如何治疗的？

（4）你使用过哪类成瘾性药物(包括酒精)？使用的频率怎样，用量如何？

（5）你平时服用什么药物（包括医生开具处方的和自己服用的），有规律服用吗？包括所有的药物，从每逢冬天使用的感冒药到针对每月周期发作的疾病的止痛药。

（6）你对食物、药物或其他物质过敏吗？反应如何？你是如何治疗这种过敏的？

（7）你家族里有什么疾病史，如糖尿病、甲状腺疾病、心脏病、抑郁症或物质滥用？务必要提及患有或曾经患有抑郁症或其他精神疾病，有过物质滥用史的亲属。务必提及曾经自杀或试图自杀，患有帕金森病之类的神经疾病，或患有其他未知疾病的家属。

（8）你最近有哪些改变或精神压力？包括好的改变，如升职或搬进了更大的房子。

（9）还有其他有用信息吗？

回答医生的提问很重要，但是自己提供的信息也同样重要。你有任何想法，都请告诉医生。你认为不重要的信息可能很有用。

躯体检查和临床试验

为了确定你的抑郁症是否是由躯体疾病引起，医生会给你做全面的躯体检查。抑郁性疾病中有 10% ~ 15% 的病例是由躯体疾病引起的。另外，医生会要求你做血检或尿检来检测某些激素的水平是否存在异常，这些激素包括甲状腺激素、皮质醇、各种营养素以及其他激素。做这些检查的目的是排除其他可能引起抑郁症状的慢性疾病（如糖尿病、甲状腺和肾上腺疾病，以及肾脏和肝脏的异常）的干扰。

你接受的检查会因为你年龄和病史的不同而有所不同。存在有多种危险因素的患者与危险因素很少的患者相比，前者的抑郁症是由躯体疾病引起的可能性要比后者小。假设你是一位患有抑郁症的 70 岁的老年男性，你的抑郁症是首次发作，而且你家人中没有曾经患过抑郁症的人，医生会首先寻找是什么躯体疾病导致了你的抑郁症，因为在这个年龄首次发作抑郁症是不正常的。相反，假设你是一位 20 岁的患有抑郁症的女性，而且你家人中也有一些患有抑郁症，并且之前你已经有过两次重性抑郁症发作了，那么和老年人相比，你接受的检查可能更少一些——可能只有常见的甲状腺疾病、营养素缺乏症或单核细胞增多症检查，因为你的病史提示你是重性抑郁症的复发。

有时，医生也会使用另外 3 种更为复杂，不过更先进的临床试验来检查与抑郁症相关的某种激素、脑和睡眠的异常。它们通常被用于研究和学术方面（如医院教学），也可能被用于严重的和迁延不愈的抑郁症病人。不过即使这些检查的结果呈阴性，也并不能排除抑郁症的可能。这些检查并不是常规筛选和诊断的依据，但是它们可以帮助确诊抑郁症和为医生治疗疾病提供依据。

DST（地塞米松抑制试验）

在 DST 中，你会在晚上睡前被给予一定剂量的合成皮质醇或地塞米松，在第 2 天的早晨 8 点和下午 4 点检测血液皮质醇水平。如果你是健康的，血液中的皮质醇水平会先下降，然后当你的下丘脑对血液中的合成皮质醇产生反应后逐渐上升至正常水平。对于重性抑郁症患者来说，约有一半的人会有异常的反应，他们在接受地塞米松后皮质醇的分泌不受抑制或含量不变。如果你在抑郁症发作时 DST 结果是异常的，而你的肾上腺功能是正常的，那么在你的抑郁症缓解时，DST 结果会恢复正常。医生为了确定你的抑郁症是否好转或治愈，会再次做这个试验。

TRH（促甲状腺素释放激素）刺激试验

TRH 刺激试验显示机体分泌甲状腺素（包括脑－脑垂体－甲状腺轴上的一系列信号）的系统的功能是否正常。有 30% ~ 60% 的重性抑郁症患者此系统是异常的。

首先，医生会测定你的血液样本中的 TSH（促甲状腺素）的正常水平，TSH 使你的甲状腺发挥正常功能。然后，你会接受一定剂量的 TRH（TRH 控制 TSH 的分泌）。医生会在你接受 TRH 后的第 15、30 和 90 分钟再次测量你血液中的 TSH 水平。如果你的甲状腺是健康的，TSH 水平是上升的。

快速眼动潜伏期

快速眼动潜伏期是指从开始进入睡眠到进入快速眼动睡眠的时间。在临床抑郁症患者中，有 40% ~ 60% 的人这种睡眠周期是异常的。医生会做一项试验来检测你的睡眠周期，检测的工具是一个叫作脑电图仪的装置。脑电图仪用来记录脑电图，脑电图反映的是透过皮肤检测到的脑电波活动。这种测试的监测时间是一整夜。在这个试验中，皮肤电极被固定在头皮上，电极将脑电波传到脑电图仪上，然后脑电图仪描绘出脑电图。脑电图（或称脑电活动的记录）是在你睡觉时完成的，这个记录可以告诉医生你的睡眠是否正常。如果你的睡眠是异常的，医生会据此选择最适合你的治疗方式。

质疑你的诊断结果

你的症状、疾病史和家族史以及试验结果都会帮助医生诊断你的疾病。你可能会接受这个诊断或对它提出质疑。有时疾病的特点会使你拒绝这个诊断结果，即使诊断结果是正确的。例如，双相情感障碍患者很少接受他们的初始诊断结果。

医生给出的诊断结果并不总是正确的，抑郁症有时会被忽视或与其他病混淆。约有 2/3 的抑郁症患者从没意识到自己患有这种疾病。研究者发现在去看医生的抑郁症患者中，约有 50% 的抑郁症未被诊断出来。医生尤其不容易准确辨别出那些抑郁症状不典型的抑郁症，例如症状仅有躯体不适（如失眠和疲劳），而没有悲伤情绪的患者。另外，医生诊断时会存在偏见。例如，研究者发现，医生更可能将和自己不同种族的人的双相情感障碍误诊为精神分裂症。

如果你认为医生的诊断结果是错误的，或者只是想再次确认诊断结果是否正确，可以咨询其他医生是否有不同意见。许多人对医生的诊断结果感到不能接受时都会咨询其他医生的意见。咨询其他医生并不会使你与原来的医生的关系恶化。

选择治疗方案

抑郁症的可选治疗方案包括药物疗法、心理疗法（谈话治疗）、电休克疗法（ECT）和光疗。对于抑郁症治疗方案的选择依赖于疾病的类型、严重程度、治疗费用和你对治疗方法的偏好。

双相情感障碍患者通常需要持续用药来控制症状。心理疗法可能帮助患者接受双相情感障碍需要终身服药的事实。

一些医生认为心理疗法本身是轻至中度抑郁症的最佳治疗方法。当你有一些抑郁症的症状但还能强迫自己完成每天的任务时，表明你患上了轻性抑郁症。当你有许多抑郁症的症状而且这些症状使你经常无法完成需要做的事时，表明你患上了中度抑郁症。当你有几乎所有的抑郁症症状，而且这些症状总是使你无法正常生活时，表明你患上了重性抑郁症。对于中度至重度的重性抑郁症，医生可能会建议应用药物或药物与心理联合治疗。

选择治疗方案需要权衡利弊。例如，医生可能会建议你使用一种可能使症状缓解的药物，但这种药物可能会有一些副作用或很昂贵。

由何人来实施治疗

许多不同类型的从业者都可以治疗抑郁症，这可能会使人困扰。你可能最终不只由一个人来负责治疗，这取决于最适合你的治疗方法的类型。一些疾病，如重性抑郁症或双相情感障碍需要药物治疗。任何有医师执照的医生都可以开处方，心理咨询师可以进行心理治疗但不能开具处方药物。你要和哪种人来共同治疗疾病取决于许多因素：你的疾病的严重程度，什么人可以在你所在地区向你提供帮助，你的健康保险是否包括了特殊治疗，你可以负担多少治疗费用。

一般医生可以治疗很多躯体疾病，但并不一定能治疗精神疾病。所以，如果你有抑郁症的话，最好去看精神健康专家，尤其是在以下情况下：如果你患有较严重的抑郁症，如双相情感障碍；抑郁症经治疗后没有好转；或者你需要某种治疗方法，如心理疗法、电休克疗法或光疗。在许多病例中，患者不仅要看精神病专科医生也要继续看原来的医生（非精神科医生）。

精神科医生

精神科医生是专门诊断和治疗精神疾病的内科医生。精神科医生会采用不同的方法对你进行治疗。他可以给你开抗抑郁药物，可以提供心理治疗，或者综合采用两种方法。除此之外，只有精神科医生可以为你做电休克疗法。一个精神科医生要有 4 年的学士学位、4 年的医学学位的学习经历，并在医院的精神科以医生的身份工作至少 4 年。一个精神科医生完全具有诊断和鉴别精神疾病和躯体疾病的能力。如果患者患有严重的抑郁症——例如，患者企图自杀或有脱离现实的症状，就需要去看精神科医生。

心理咨询师

心理咨询师是研究思维是如何工作的心理学家，他们试图弄明白为什么患者有这样的行为、想法和感觉。他们不能开处方药物，但是可以提供心理测验和心理治疗。那些专门从事精神疾病工作的人被称为临床心理学者。临床心理学者需要以内科医生的身份在有经验的治疗师的监督下工作至少一年，而且需要发表和研究方向相关的论文。临床心理学者只有在通过了专门的考试后才能获得行医执照。

选择专业的治疗

不管是什么人来治疗你的疾病，你都会寻找具备某种资格的人。你选择的人应该是曾经诊断和治疗过抑郁症的人，他应该熟知各种可行的治疗方法，包括各种药物疗法以及不同类型的心理疗法。他应该能清楚地解释抑郁症的病因。除此之外，他应该直截了当地告诉你治疗后可能会出现的结果。如果在你经历抑郁症、躁狂症或轻性躁狂时，你的医生或咨询师能领会到你的感受，你应该感激他。因为个人安慰和专业治疗两者的结合是使你感觉舒适的可靠源泉。

你会喜欢在治疗中把你当作合作伙伴的治疗者。这种治疗态度的特点包括以平等的身份和你谈话，欢迎你提问题和治疗无效时乐意改变治疗方案。在任何可能的情况下，你的治疗者应该在决定治疗方案时询问你的意见。你的治疗者还应该敢于承认自己的局限性，在必要时给你推荐其他医生。

为了顺利进行治疗，你也要做一些事情。你对于自己的疾病了解越多越好；遵循治疗者的建议，记录下每天的感觉，你感觉好还是不好；如实地告诉医生治疗效果和与治疗相关的任何问题，如药物的副作用等；接受找到合适的治疗方法需要时间这个事实，尝试给自己一些时间来适应新的药物，而不是很快断定自己无法适应它。这样做有时很困难，尤其是疾病使你感觉绝望或没有兴趣时。将你的治疗情况告诉家人或亲密的朋友，这会对你有好处，因为当你感觉要崩溃时，他们可以鼓励你，给你勇气。

如果你认为自己和治疗者的关系不如想象中的好时，请说出来。向他解释缺少一些什么。如果治疗者对你的建议没有反应，那么请他推荐别人来治疗你。许多抑郁症患者在找到完全满意的治疗者前曾换过许多治疗者。

你接受治疗的地点一般取决于谁来实施治疗。大部分抑郁症患者定期去看医生、咨询师，或同时采用两种做法，通过这种方式治疗疾病。一些医生有私人诊所，另一些则在医院工作。

在某些情况下，你需要在医院里接受治疗。如果你无法照顾自己，或对自己和他人产生威胁时都需要住院治疗。如果你处于深度抑郁，企图自杀或躁狂发作时，你需要住院治疗直到病情得到控制。抑郁症患者的住院治疗时间通常只有几天或 1 ~ 2 周，在少数情况下，住院的时间会延长。如果你在抑郁症变得严重之前，即患病早期接受治疗的话，需要住院治疗的可能性会降低。

自我帮助

抑郁症是一种需要用药物治疗的疾病，关于它的药物治疗会在下一章中讨论。但抑郁症患者应该明白，即使你需要寻求治疗，你自己仍然可以做许多事情来使自己感觉好些。依照下面的方法对日常生活做一些改变会加速你的康复。

1. 对自己好些

你需要承认疾病能使自己的能量衰竭，并禁止自己做所有曾经能做好的事。不要树立不容易完成的目标或接受太多的任务。将你的工作分解成小步骤，做那些你可以完成的。不要因为没有完成更多的工作而责备自己。如果可能的话，避免做重大的人生改变，如换工作或结婚，现在不是最佳时机。记住，抑郁症能影响你的判断力。

2. 减轻生活压力

学会减轻压力很困难，但还是要尽量做到这一点。首先要尽量明确最使你有压力的境遇或行为，然后有针对性地找出办法来避免这种境遇或行为。例如，你认识到上班或重要约会时经常迟到是导致你产生压力的原因，那么就要下定决心不要再迟到。

3. 定期做运动

一周中至少有 3 天做运动，每次至少做 30 分钟，这会使你的情绪在几周后好转。运动能减轻压力，缓解肌肉紧张，而且通常会增加你的勇气。医生认为产生这种影响的原因是运动加速了你的血液循环，增加了脑的氧气供应。除此之外，运动时大脑还会释放一种被称作内啡肽的化学物质，这是天然的"抗抑郁药物"。

4. 保持生活规律

找到适合自己的生活规律并尽可能地遵循它。每天早晨在相同的时间起床，在固定的时间吃饭，晚上早些上床睡觉以获得一个高质量的睡眠。许多患有抑郁性疾病的人（尤其是双相情感障碍患者）睡眠过少时感觉会更差。遵循生活规律可以使他们重新建立起正常的生物钟（生物钟经常会在抑郁症发作时被打乱）。

5. 自我教育

你对于抑郁症知道得越多，接受治疗的时间就会越早。有关抑郁症的知识会使抑郁症看起来不那么神秘和可怕。

6. 避免使用药物或酒精

使用非法的药物或酒精虽然可以暂时改善症状，但是随着时间的推移它们会使抑郁症恶化。

7. 正视你的想法

当你患有抑郁症时，倾听心底的声音，不对它们进行评价或担心它们是否"正确"。你是否经常压抑自己，不停埋怨自己的错误，或是想象着潜在的灾难？正确认识自己的想法可以为避免这种观点带来的不良后果提供客观可能。

8. 与他人交往

如果你患有抑郁症，你可能会避开其他人。但是如果你独处的时间过多，过度关注生活中的难题，你就会一直感到悲观。与其他人在一起会使你将注意力从抑郁症上转移开来。你可以和其他人一起做喜欢做的事，如看电影、球赛或听音乐会。如果你的朋友或家人了解你的疾病，可以向他们求助，通过与理解自己的疾病的人交流可以减轻疾病带来的痛苦。

9. 给自己一些时间

抑郁症是一种难治的疾病，不会在一夜之间消失。要明白，从抑郁症中恢复是惯例而不是例外，要对"自己正在恢复"保持信心。

第六章

抑郁症的治疗

虽然抑郁症是可以治疗的，但是并没有一种标准疗法。如果你患有抑郁症，治疗方案会由你所患疾病的类型和严重程度来决定。你能为自己做的最重要的事是继续寻求帮助，直到找到能使你症状好转的有效治疗方法为止。

过去，医生们就抑郁症的最佳治疗方法产生了意见分歧。一些人认为抑郁症是一种心理疾病，应该主要用心理疗法来治疗。另一些人认为抑郁症是一种躯体疾病，应该主要用药物来治疗。现在，大部分医生认为两种疗法均对疾病有很大的帮助，无论是单独使用一种方法治疗还是同时采用两种方法治疗，这取决于个人情况和患者的症状。

无论你的医生建议采用什么疗法，目的都是治疗抑郁症，让你觉得舒服。重性抑郁症病人的治疗过程通常分为 2 ~ 3 个阶段。第 1 阶段是急性期治疗，目的是迅速缓解症状。急性期治疗通常持续 6 ~ 12 周。如果你在急性期获得了正确的治疗，在治疗结束时你会感觉很好。第 2 阶段是连续治疗，在这时你即使感觉状况很好仍要继续治疗抑郁症。连续治疗的目的是防止复发，通常持续 4 ~ 9 个月。如果这是你第一次或第二次抑郁症发作，你可能不需要在连续治疗结束时接受额外的治疗。

一些患者可能需要继续进行第 3 阶段的治疗，即维持治疗。

维持治疗可能持续较长的时间，甚至会持续终生。维持治疗的目的是防止再发。抑郁症的复发和再发并不等同。复发是你在开始治疗后现有症状的反复，而再发完全是疾病的重新发作。总的来说，有过3～4次抑郁症再发的患者需要接受维持治疗。

在治疗期间，你需要定期看医生。如果你接受的是心理疗法，那么在治疗时你会和医生交谈。医生会借助这些机会确认你的症状是否消失，你是否出现了药物的不良反应，并在治疗对你无效时更换处方。无论你的症状是改善了还是恶化了，遵守与医生的约定都是非常重要的。在有些情况下，你可能需要频繁地到心理咨询师那里接受心理治疗，同时定期去精神科医生那里开药。

几乎所有的治疗方法都有潜在的缺点：采用心理治疗时，你可能会需要一段时间才能感觉到症状的变化，而抗抑郁药物可能产生一些你不能忍受的不良反应。在某种治疗方法产生效果之前你可能要尝试许多种不同的治疗方法。治疗抑郁症可能花费很大，但是不治疗抑郁症会导致更大的损失——导致精神或躯体的痛苦，浪费了工作或学习的时间，破坏了社会关系。尽管治疗抑郁症会面临很多的困难，但是没有一个困难会比得上疾病本身带来的困难和损失。抑郁症最主要的治疗方法是药物疗法，心理疗法或两种方法结合治疗。电休克治疗只用于重性抑郁症，光疗用于治疗季节性情感障碍。选择性的治疗方法，如营养补充疗法、瑜伽和冥想疗法，有时也作为标准疗法的补充，被用来治疗抑郁症。

药物疗法

　　药物被用来治疗抑郁症和躁狂症，尤其是症状严重的重性抑郁症和双相情感障碍。如果你患有其他类型的抑郁症，你可以选择应用或不应用药物。药物对很多人都有帮助，有时起效非常快，超过 50% 的抑郁症患者在开始应用药物后感到症状有明显好转或完全好转。但是药物疗法也有缺点，包括治疗费用昂贵和可能出现的副作用。找到适合你的药物或药物组合可能需要时间和坚定不移的决心。

　　不是所有的人都需要药物来治疗，但是如果你和你的医生都认为药物会帮助你改善抑郁症的症状，医生会建议你应用药物进行治疗。在下列情况下医生更可能建议你应用药物疗法：你的抑郁症症状严重，持续时间长，或有严重的悲伤情绪；或者你已经有过 2 次抑郁症的发作。药物疗法也被用于有幻觉或幻想症状的抑郁症患者。如果你以前对药物疗法反应很好，那么现在医生也可能会希望你应用药物疗法。

　　对于一些人来说，使用药物是他们的首选治疗方法；而有些人则只是在心理疗法无法减轻他们的症状时才应用。

　　如果你的抑郁症是首次发作，你可能会应用 9 个月的药物。

如果你已经有过2次抑郁症的发作，你可能会应用2年的药物。如果这是你第3或4次抑郁症发作，或者是你患有双相情感障碍，医生建议你应用药物的时间会依病情而定。继续应用药物可以有助于防止抑郁症的复发。

你可能不喜欢用药物治疗，认为通过药物来改善情绪是虚弱的表现。但是许多人都应用药物来控制疾病——例如，应用药物来控制升高的血压，阿司匹林不能治愈关节炎，但是可以缓解疼痛。应用药物控制血压或应用阿司匹林来治疗关节炎并不是虚弱的表现，同样，应用药物来治疗抑郁症也不是。你可能害怕药物会改变你的性格，但是抑郁症已经改变了你的性格。如果你是艺术家，你可能担心药物会破坏你的创造力，但是许多医生认为事实上精神健康才能促进人的想象力。

你也可能害怕自己对药物产生依赖性，但是治疗抑郁症的药物并不是成瘾性药物。你还可能发现接受自己患有躯体和精神疾病并且只有通过使用药物才能重获健康这个事实很困难，但是药物确实可以改善你处理生活中遇到的困难的能力和恢复你正确判断事物的能力。

在选择适合你的药物时，医生会尽量寻找一种能改善你的症状而且没有副作用的药物，或者有一定的副作用但你可以忍受的药物。通常抗抑郁药物的不良反应包括口干、眩晕、便秘、产生睡意和睡眠障碍。更严重的不良反应包括排尿困难、心悸、性功能障碍或癫痫发作。此外，医生会问你某种药物过去是不是对你有帮助，而且可能仍选择这个药物来治疗你。但是如果你患上了另一种疾病，正在服用新的药物，并且这个新药物和你曾经使用的抗抑郁药物能相互影响并产生不良后果时，医生可能就不会选择你曾经用过的抗抑郁药物了。除此之外，你可能还需要其他药物，如治疗高血压的药物。你的健康状态和年龄也会影响医生对药物的选择。例如，年纪大的人和儿童可能需要服用不同于年轻人的剂量。

开始进行药物治疗

如果医生建议你应用药物治疗，在你开始服用药物之前，先让医生帮你解答你想了解的所有问题。下列是建议你向医生提的问题：

□ 药物的名称是什么？

□ 我需要的药物剂量是多少？

□ 药物的不良反应是什么？

□ 这种药物是如何起作用的？

□ 还有其他的药物与此药物有相同的疗效吗？

□ 这种药物的花费是多少？可以用一种更常见的疗效等同的药物吗？

□ 我在什么时候服用这些药物？

□ 我在服用这种药物时需要避免食用特定的食物吗？

□我在服用这种药物时我可以饮酒吗?

□我在服用这种药物时我需要避免使用其他药物吗?

□如果我忘记服药了该怎么办? 我应该服用双倍剂量吗?

□我需要服用这种药物多长时间?

□这种药物可以帮助我的可能性有多大?

□我如何知道药物产生了效果?

□需要多久我的症状应该好转?

一旦你开始接受药物治疗,就要严格地遵照医嘱服用药物。如果你漏服了一片药,在未咨询医生前不要应用双倍剂量。如果药物的不良反应干扰了你的生活或引起了你的注意,应立刻告诉医生,不要等到约定的治疗时间再去告诉医生。如果你在应用药物时出现了皮疹,可能是发生了急性过敏反应,请立刻告诉医生。

依据你的疾病类型和治疗方法,在你开始接受药物治疗后医生会制订一个随访计划表。这种随访的目的是确定药物的疗效和进行必要的调整。医生会询问你的症状,以此来判断你是否好转了。如果你的抑郁症没有缓解,医生可能会加大药物的剂量。

医生也会就一些细节和私人问题向你询问,包括药物的副作用对你的生活带来的影响。例如,他们会问药物是否影响了你的性功能。因为如果你的性生活不多,你可能会忍受药物的这个不良反应一段时间,但是如果你的性生活较频繁,那么药物对性功能带来的影响将会成为一个很严重的问题。医生会尽量通过调整药物剂量、改变服药的时间、换用其他药物或通过加用其他的药物来减轻药物的不良反应。

在你去看医生时，医生会提取你的一份血清样本来检测药物在血液内的含量。一些药物只有在达到一定的浓度后才会发挥疗效，而血液检测结果能显示出你血液中的药物浓度与发挥疗效时药物浓度之间的距离。这个检测也常用于确认你有没有遵照医嘱服药。

如果医生调整了你的药物（例如，增加了药物的剂量），在一周后他会再一次询问你的症状和药物的不良反应。如果你的症状没有好转，医生会改变某些治疗方案。例如，他会让你改用其他的药物或决定同时应用心理疗法。

你可能会对医生第一次建议使用的药物反应良好，也可能需要尝试一种又一种的药物。尽管需要的时间有长有短，但大部分人最终都会找到使自己感觉好些的药物或药物组合。

医生应该用几种不同类型的药物来治疗抑郁症。这些药物依据其缓解的症状不同被分为不同的类别，例如，缓解抑郁症状的药物被称为抗抑郁药物。可供选择的治疗抑郁症的药物在不断增多，这增加了你找到能够缓解你症状的药物的可能性。

如果你患有重性抑郁症，你可能需要应用抗抑郁药物来治疗疾病。按照对脑中化学物质的不同作用，抗抑郁药物又可以分为不同的亚类。它们包括三环类抗抑郁药物（TCAs），单胺氧化酶抑制剂（MAOIs），选择性5-羟色胺再摄取抑制剂（SSRIs）和其他抗抑郁药物。

如果你患有双相情感障碍，你可能需要应用情绪稳定剂，如锂剂。情绪稳定剂既可以治疗双相情感障碍的抑郁发作，也可以治疗躁狂发作。除此之外，一些用于治疗癫痫的药物和抗抑郁药物也可被用来治疗双相情感障碍。如果你出现了幻想或错觉，医生可能会用安定类药物来进行治疗，安定类药物有时也被称为神经抑制药。除此之外，一些有躁狂发作的患者有时用抗焦虑药物来治疗。

如果你患有心境恶劣（慢性、轻性抑郁症），可能会需要三环类抗抑郁药物、单胺氧化酶抑制剂、选择性 5- 羟色胺再摄取抑制剂、丁胺苯丙酮，或同时使用这些药物进行治疗。对于心境恶劣的治疗方法还有许多需要研究的地方，但是一些医生认为单胺氧化酶抑制剂和选择性 5- 羟色胺再摄取抑制剂是最有效的治疗药物。

约有 10% 的心境恶劣患者在应用抗抑郁药物后患上了轻性躁狂（轻微躁狂症）。一些医生认为在某种程度上这些人的心境恶劣与双相情感障碍有关，因为发生这种情况的人通常都有亲属患有双相情感障碍。如果抑郁症患者在治疗后患上了轻性躁狂，医生会尝试用锂剂来治疗他的疾病，锂剂可以单独应用或与抗抑郁药物联合应用。

医生可能仅应用上述药物中的一种来治疗抑郁症患者，也可能将这些药物联合应用来控制患者的多种症状。

抗抑郁药物

抗抑郁药物通过改变脑内的神经递质含量来发挥治疗作用。神经递质是脑内的化学信使，用来传递信息和调整情绪，第三章更详细地讨论了神经递质是如何发挥作用的以及神经递质和抑郁症的关系。简单地说，神经递质携带着信息通过神经元之间的间隙（即突触间隙）抵达神经元。当神经递质到达神经元后就与神经元上的受体结合，结束它的旅程。一旦神经递质完成了任务，就会重新回到间隙中，在那里，它们或者被释放它们的神经元重新摄回（这个过程被称为重摄取），或者被一种叫作单胺氧化酶的物质降解。不管怎样，当任务完成后大脑就会清除突触间隙中的神经递质。

抗抑郁药物通过干扰这种清除过程来改善情绪。就像第三章中阐述的，医生认为抑郁症是由于某种神经递质（如5-羟色胺、去甲肾上腺素、多巴胺）和其他与人的情绪相关的化学信使含量过多或过少造成的。他们认为一种或多种神经递质与神经元结合的数目发生了异常，从而导致了疾病的发生。医生认为抗抑郁药物通过改变突触间隙的神经递质的平衡来发挥治疗作用，这样就能使化学物质向有利于恢复健康的方向发生改变。

三环类抗抑郁药物

三环类抗抑郁药物（TCAs）是最早被用来治疗抑郁症的药物。像许多药物的发现过程一样，TCAs也是被偶然发现的。在

20 世纪 50 年代，一个瑞士医生尝试对精神分裂症病人应用一种新的药物——丙米嗪。丙米嗪对控制精神分裂症的症状帮助很小，但是它确实改善了相当数量的接受这种药物的人的情绪。不久，科学家意识到丙米嗪可以改善抑郁症状。

现在，丙米嗪仍然被用来缓解抑郁症状。其他的药物包括阿米替林、阿莫沙平、氯米帕明（氯丙米嗪）、地昔帕明、多塞平、马普替林、去甲替林和普罗替林。

如果你是第一次应用抗抑郁药物，医生会建议你使用 TCAs。许多医生了解 TCAs，也喜欢给病人应用它们，这是因为这些药物较其他药物使用的时间更早。TCAs 以前的记录也显示它们能很好地帮助抑郁症患者。有 70% ~ 80% 的症状严重的抑郁症患者在应用 TCAs 后感到症状好转。另外，这些药物也比新上市的抗抑郁药物价格便宜。

如果你用 TCAs 治疗，你不会立刻感到好转，通常需要几周后抑郁症状才会消失。医生们并不完全清楚为什么会这样。没有哪两个人能对 TCAs 表现出完全相同的反应，最相似的反应是在开始治疗后的几天内睡眠质量就会改善。在以后的几周，其他的症状，如焦虑、激动或无望感也将好转。接下来，你会恢复对于曾经喜欢的活动的兴趣。悲伤情绪通常是最后消失的症状。

TCAs 阻断了去甲肾上腺素（去甲肾上腺素是一种调节情绪的递质）的重摄取，这就增加了脑内去甲肾上腺素的含量。一些药物也会阻断 5- 羟色胺的重摄取。TCAs 阻断重摄取的活动几乎是立即发生的，但是你的情绪开始改善需要几周的时间。

不幸的是，TCAs 也会影响其他的神经递质（这些神经递质调节机体的某种功能），导致副作用的产生，通常包括困倦。副作用会因为服用 TCAs 的种类不同而不同，其他可能出现的副作用包括口干、便秘、排尿困难、视力障碍和心跳加快，最后，在你突然站起时会感到头重脚轻或眩晕（这种症状被称作体位性低血压）。不太常见的副作用有皮疹、出汗、寒战、性兴奋延迟或性欲降低、体重增加和干眼症（如果你佩戴隐形眼镜，在应用TCAs 后你会发现隐形眼镜变得又干又硬）。

请务必告诉医生在你身上出现的所有副作用的症状。有些副作用会随着机体对药物的适应而消失，或者医生可以通过减轻药物的剂量来消除这些副作用。你自己也可以采取一些措施来控制药物的副作用带来的症状，例如，你可以通过咀嚼无糖的口香糖来使嘴巴保持湿润，也可以通过多喝水，多吃水果、蔬菜和全麦食品来与便秘做斗争。如果 TCAs 使你困倦，医生会告诉你最好在晚上服药。

如果你在服用一种 TCAs 后几周都没有感到症状好转，医生会测量你血液中的抗抑郁药物水平。他会调整药物的剂量，这通常是一种有效的方法。因为机体处理药物的方式不同，一些人可能需要更高的剂量。

TCAs 并不是对所有人都适用。因为用量过大会导致死亡，所以对于那些有自杀倾向的抑郁症病人，这种药物就很少应用，除非他们在医院住院治疗。同样，患有某些疾病如冠心病的人，也不能应用 TCAs，因为药物会加快心率。除此之外，患有双相情感障碍的人也不能应用 TCAs，因为抗抑郁药物会诱发他们的轻性躁狂或躁狂症。

单胺氧化酶抑制剂

许多医生认为单胺氧化酶抑制剂（MAOIs）治疗抑郁症的疗效和三环类抗抑郁药物（TCAs）一样好或比 TCAs 更好。但是这些药物应用时要更谨慎，因为你在应用它们的时候必须避免食用一些食物、饮料和药物。忽略这些限制会带来严重的高血压。如果你能够忍受由于交互作用带来的不便，你会发现 MAOIs 对你非常有帮助。在其他药物对你无效时，它们通常会改善你的症状。在治疗不典型抑郁症（症状包括睡眠过多、饮食过多和在晚上比早上感觉更差）时，MAOIs 效果尤其好。通常，你的医生不会选择 MAOIs 作为首选的治疗药物。如果你尝试应用 TCAs 但效果不好（约有 1/5 的人会出现这种情况），某种 MAOIs 可能是适合你的药物。另外，MAOIs 也会被应用于一些不能应用 TCAs 的人，如患有心脏疾病的人。

MAOIs 从 20 世纪 50 年代就开始被使用了。同 TCAs 一样，它们可以缓解抑郁症的作用是被偶然发现的。当时，医生们发现一种用来治疗肺结核的药物异烟酰异丙肼会使人感到愉快和情绪高涨。这就是一种 MAOIs，随后成了治疗抑郁症的常规药物。但是，人们后来发现这种药物导致许多人出现了健康问题，因此此药就被迫退出了市场。

像许多抗抑郁药物一样，MAOIs只有在应用几周后才能开始缓解抑郁症状。它们的常见副作用包括眩晕、血压改变、体重增加、困倦或失眠症、性兴奋障碍，以及关节或手指肿大。有时，MAOIs会有一些不常见的不良反应，如口干、便秘、视力模糊和排尿困难。MAOIs也会导致有些人的轻性躁狂发作，包括双相情感障碍患者。患者可能经历的副作用会依应用的MAOIs药物的不同而不同。例如，硫酸苯乙肼更容易导致体重增加，而硫酸苯环丙胺似乎更易导致失眠症。

MAOIs本身并没有TCAs毒性大，但是若和某些药物一同应用时，过量使用MAOIs会导致人死亡。

MAOIs通过阻止单胺氧化酶发挥功能来使你的症状好转。单胺氧化酶是一种在神经末梢发现的物质，它会分解去甲肾上腺素、多巴胺和5-羟色胺这3种对情绪有影响的神经递质。当你服用MAOIs后，就会抑制这些神经递质被分解，从而使这些神经递质含量增加并使你的情绪得到改善。

MAOIs对单胺氧化酶有抑制作用，这也是为什么在应用MAOIs时不能食用某些食物、饮料和药物的原因。单胺氧化酶的另一个功能是分解一种叫作酪胺的物质，酪胺可以使血压升高。在正常情况下，人如果食用了含有酪胺的食物，在酪胺对血压产生影响之前单胺氧化酶就会把它清除。但是，如果你服用了MAOIs，情况就不是这样了。因为单胺氧化酶的活性被抑制了，食物中的酪胺无法被清除，蓄积在体内，结果就会使血压显著升高，导致搏动性头痛、恶心、呕吐、中风、心脏病发作，甚至死亡。

因此，在应用这种药物时，必须避免服用任何含有酪胺的食物。含有酪胺的食物很多，包括：

□ 干酪和含有干酪的食物，如比萨饼。

□ 酸奶。

□ 发酵香肠，如意大利香腊肠和意大利腊肠。

□ 熏牛肉或盐腌牛肉。

□ 豆腐。

□ 酱油和红烧食物。

□ 盐腌的、腌渍的或熏的鱼。

□ 鱼子酱（鱼子）。

□ 食用蜗牛。

□ 泡菜。

□ 蚕豆、豌豆。

□ 发酵食物，如发酵啤酒。

□ 牛油果。

□ 无花果果干。

除此之外，你还必须避免饮用某些酒类，如葡萄酒、香槟酒、啤酒、不含酒精的啤酒、威士忌等。同时你也要尽量少饮用其他含酒精的饮料、酸奶、巧克力、咖啡、茶或软饮料。

在和医生商量之前不要将MAOIs和其他药物同时使用，以免导致严重的后果。你应该避免服用的药物包括：非处方类感冒药；解充血剂，滴鼻剂和咳嗽药；大部分治疗窦性、过敏性疾病（花粉热和哮喘）的药物；一些局部麻醉剂；一些处方镇痛药，如哌替啶。

如果你服用MAOIs，你应该学会识别高血压的症状。如果你有以下症状：颈根部的头痛、脖子僵硬、心跳加快、恶心、呕吐或虚脱，请速去医院。

选择性5-羟色胺再摄取抑制剂

选择性5-羟色胺再摄取抑制剂（SSRIs）是第二代抗抑郁药，它现在已经成为了对抗抑郁症的流行"武器"。一些医生认为它的副作用较三环类抗抑郁药物（TCAs）或单胺氧化酶抑制剂（MAOIs）少得多。如果这是你第一次应用抗抑郁药物，医生会建议你应用SSRIs类药物。这些药物的缺点是它们似乎比其他抗抑郁药物更贵。SSRIs包括盐酸氟西汀、帕罗西汀、氟甲沙明和舍曲林。

盐酸氟西汀是第一种被发现并被普遍应用的对抑郁症有效的SSRIs。自从盐酸氟西汀在20世纪80年代被发现以来，它就成了应用最广泛的抗抑郁药物。对于许多人来说，它导致的副作用较TCAs或MAOIs小。例如TCAs会使你体重增加，盐酸氟西汀只会导致轻度的体重增加。盐酸氟西汀服用方便，有时每天仅需要吃一片药。服用盐酸氟西汀时，注意不可过量。

SSRIs 通过增加脑内的情绪调节递质 5- 羟色胺的含量来发挥治疗作用。它们通过阻止 5- 羟色胺在突触间隙的再摄取来实现此作用。因为 SSRIs 特异性地作用于 5- 羟色胺，而对其他的脑化学物质没有影响，所以它们导致的副作用较其他抗抑郁药物少。和其他抗抑郁药物一样，在应用 SSRIs 后可能需要 3 ~ 5 周的时间才会感觉病情好转。但是，许多人说他们感觉症状缓解得很快，通常在几天内就会有所好转。

SSRIs 的常见副作用包括失眠、神经紧张、兴奋、恶心、腹泻和头痛，比较不常见的副作用是困倦、打哈欠、出汗过多和皮疹。一个比较烦人的副作用是可能导致性功能障碍，包括性欲降低、勃起障碍和难以达到性高潮。但当你的机体适应了这种药物后，副作用可能会消失。如果副作用没有消失，医生会加用其他的药物来对抗 SSRIs 的副作用，医生也可能减低药物剂量，或者改用其他 SSRIs。

SSRIs 并不是对所有的人均适用。患有双相情感障碍的人不能应用这种药物，因为它们会导致躁狂症或轻性躁狂。由于 SSRIs 是在肝内进行代谢的，所以患有肝病的人（如肝炎患者）不能应用它们。

盐酸氟西汀因为被怀疑能导致人自杀或使疾病恶化，因此受到了一些舆论的不好评价。尽管有一项小规模研究发现盐酸氟西汀与自杀的想法和行为有关，但较大规模的、设计更严密的试验并没有发现两者的关联。

其他抗抑郁药物

有一些抗抑郁药物的化学结构和功能与前面介绍的药物不同。这些药物包括安非他酮、三唑酮，和较新一些的药物如盐酸文拉法辛、盐酸萘法唑酮和米氮平。

安非他酮引起体重减轻或性功能障碍的可能性比其他抗抑郁药物小。对于双相情感障碍患者，它引起躁狂或轻性躁狂的可能性也比其他药物小。在应用这些药物时你可能注意到的副作用是：兴奋、激动、恶心以及轻微震颤。研究者认为安非他酮是通过阻断多巴胺的重摄取来发挥治疗作用的。

安非他酮在服用剂量较高时会导致癫痫发作，事实上，有一段时间它退出了市场。为了减少危险，医生会建议你服用较小的剂量，一天用 2~3 次。

研究者认为三唑酮通过阻断 5- 羟色胺的再摄取来发挥治疗作用。三唑酮也可能导致一些副作用，你可能注意到的副作用有消化不良、味觉失常、恶心或心跳加快。三唑酮也会使你的血压轻度下降。因为这种药物可以导致心律失常，所以患有心脏疾病的人不能服用此药。在极少数情况下，三唑酮会使男性勃起疼痛或勃起时间过长，这是严重的并可能导致危险的副作用。

盐酸文拉法辛是一种被称为选择性 5- 羟色胺去甲肾上腺素再摄取抑制剂（SSNRI）的抗抑郁药物。它阻断了调节情绪的神经递质 5- 羟色胺、去甲肾上腺素和多巴胺的重摄取，但是不影响其他的脑化学物质。它可能导致的副作用包括头痛、困倦和头晕眼花。

盐酸萘法唑酮增加了 5- 羟色胺和去甲肾上腺素的有效含量。它可能导致的副作用包括困倦、低血压和视力模糊。

米氮平是另一种类型的抗抑郁药物，通过刺激 5- 羟色胺和去甲肾上腺素的释放来发挥作用，它同时阻断了 5- 羟色胺的两个受体的功能。米氮平似乎较少引起性功能障碍方面的副作用，但是可能引起困倦、食欲增强、体重增加和眩晕。

情绪稳定药

情绪稳定药被用来稳定双相情感障碍患者的异常高涨或低落的情绪，锂剂是这类药物中最主要的一种。研究显示，通常被用来控制癫痫发作的抗惊厥药物在帮助一些人稳定他们的情绪方面很有帮助。这些药物包括卡马西平、丙戊酸、双丙戊酸钠和氯硝西泮。

锂剂

锂剂被用于治疗双相情感障碍的抑郁发作和躁狂发作。除此之外，许多双相情感障碍患者在感觉很好时也服用锂剂，这是因为锂剂有预防抑郁症再次发作的作用。在抑郁发作时，锂剂可以缓解悲伤的感觉；在躁狂发作时，锂剂可以缓解欣快症；在情绪正常时，锂剂可以保持这种平衡状态。如果你患有双相情感障碍，你可能单独应用锂剂，也可能同时应用锂剂和其他药物。

锂来源于一种矿物质，这种矿物质在人体、植物和岩石中都有发现。作为一种药物，它通常以矿物盐的形式存在，像碳酸锂和枸橼酸盐锂。

像许多治疗抑郁症的药物一样，锂剂也是偶然被发现的。锂剂作为低钠饮食人群的盐补充剂在20世纪40年代初首次被使用，但是它的应用是一个大灾难。因为使用的剂量过高，一些人发生了锂中毒，甚至死亡。1949年，一位澳大利亚研究者发现，锂剂能使豚鼠恢复平静，即使它们被刺或被戳。20世纪60年代，锂剂在许多国家被用来治疗双相情感障碍。现在，由于锂剂的功劳，许多人恢复了正常的生活。

锂剂并不是对每个人都适用。约有1/5的双相情感障碍患者对锂剂治疗没有反应。肾脏负责排出这种药物并防止它在机体内累积而导致中毒，因此，肾脏功能有问题的人在使用锂剂时应特别慎重。另外，锂剂对于某些双相情感障碍（如快速循环型躁狂症）患者的疗效很差。

即使锂剂对患者有效，在按照处方服用这种药物时也要小心。锂剂的剂量过小可能不能有效治疗抑郁症，而剂量过大则可能导致死亡。医生会要求定期化验患者的血液来测定体内的锂含量。开始时，医生会隔几天检测一次患者的血液。在患者应用锂剂一段时间后，检测就不需要那么频繁了，可能是几个月进行一次。医生有时也会检测患者的肾功能以确保锂剂可以从体内排出。另外，医生还会检查患者的甲状腺，因为锂剂可以使甲状腺增大或使它的功能减退。

一旦你开始应用锂剂，你应该在 10 ~ 14 天后感到好转。因为机体对锂剂的代谢非常快，你可能需要一天用药 2 ~ 4 次。如果你将一天的用量一次服用，锂剂在血液中的水平可能会过高。有些剂型的锂剂会缓慢地释放入机体，如果你选择这种类型的锂剂，可以不用那么频繁地服药。但是这类锂剂，会比其他剂型的锂剂价格高得多。

约有 40% 的人在刚开始应用锂剂时会有不良反应，包括消化不良，如恶心、呕吐、腹泻和胃痛；手会轻微颤抖；感到紧张，虚弱或思维混乱；感到非常口渴或排尿次数增多。有些不良反应通常会在几天后减轻，但是手抖、口渴和排尿增多可能会持续存在。可以通过减少药物剂量来减轻不良反应，但是在减量之前请确保征求了医生的意见。

除此之外，一些人在服用锂剂时体重会增加。减少饮食中的热量摄入和增加运动可以防止这种事情发生。少数人因为服用锂剂患上了甲状腺功能减退症，这种情况似乎在女性身上发生的较多。痤疮和皮肤干燥也是常见的问题，还有极少数人会出现口臭、记忆力丧失和脱发等副作用。

因为锂剂在体内的蓄积会对人体产生伤害甚至导致死亡，因此在服用锂剂时一定不可以超过你的常用剂量，即使是补吃上次漏服的药也不行。某些药物，包括四环类抗生素和非甾体消炎药（如阿司匹林和布洛芬），也会增加血液内的锂含量。在你服用其他任何药物前要先和你的医生商量，询问医生关于酒精使用的问题也是一个好主意，因为酒精会与锂剂发生相互作用并使你感到困扰。

在你开始服用锂剂后，不能采用低钠饮食，因为你的肾脏需要钠来协助排出锂剂。如果体内的钠盐含量过少，锂剂会在体内蓄积并导致中毒。一旦你因为呕吐或腹泻而导致脱水时，应立即去看医生。医生可能会建议你减少锂剂的用量。

没有人明确地知道锂剂是如何发挥药效的。一种理论是它影响了大脑发送信息的系统。当你高兴、悲伤、生气或有其他感情反应时，大脑就会发送信息给神经网络。当信息在神经元内传递时，锂剂似乎影响了各神经元内发生的复杂反应。这些反应在躁狂症和抑郁症时表现过度，而锂剂可以降低它们的反应强度。另一种理论是锂剂阻断了一种调节神经递质的蛋白质的功能。不过究竟哪种理论正确，没有人能回答。

尽管锂剂主要用来治疗双相情感障碍，但一些医生也会用锂剂来治疗一些重性抑郁症患者（如果这些患者找不到有效的抗抑郁药物来治疗的话）。在某些情况下，锂剂与抗抑郁药物联合应用会增强抗抑郁药物的疗效，这种治疗方法被称为锂剂辅助疗法。

和你的医生讨论你应该服用锂剂的时间。如果你的疾病程度较轻，你可能只需要服用6个月左右。但是有些人应用锂剂是为了防止复发，尤其是那些在5年内有过2次或更多次严重发作的患者。

抗惊厥药物

一些原本用来治疗癫痫发作的药物也可以帮助控制双相情感

障碍的症状。这些被称为抗惊厥剂的药物可以用来抑制躁狂和阻止以后疾病的再次发作。抗惊厥药物包括卡马西平、丙戊酸、双丙戊酸钠和氯硝西泮。医生会建议你单独应用这些药物中的一种，或者建议你将这种药物与锂剂联合应用。除此之外，如果你患有某种严重的双相情感障碍，如混合状态型抑郁症和快速循环型躁狂症，也可以应用抗惊厥药物。

1. 卡马西平

卡马西平已经帮助了许多患有严重双相情感障碍的人。患有严重双相情感障碍的人中约有80%在使用这种药物后好转。医生们认为卡马西平能提高脑内一种氨基酸——γ-氨基丁酸（GABA）的受体数量，当γ-氨基丁酸与神经元上的γ-氨基丁酸受体结合后，就会阻断其他化学物质对边缘系统的刺激作用。以同样的方式，γ-氨基丁酸能使控制肌肉运动的神经元平静下来，这样有助于防止癫痫发作。卡马西平通过增加γ-氨基丁酸受体的数量促进γ-氨基丁酸与其受体的结合来干预γ-氨基丁酸的作用，进而缓解患者的极端情绪。

在你服用卡马西平之前，医生会检测你的血液以确定你的肝脏可以安全地处理这些药物。卡马西平剂量过高时会损伤机体的某些部分，包括肝脏和血液系统。在极少数的患者中，卡马西平会使骨髓停止制造血细胞。如果发生这种情况，患者的生命将会受到威胁。

当你开始治疗时，医生可能会先让你服用较小剂量的卡马西平，然后慢慢地增加剂量。医生会定期检测你的血液（开始较频繁，而后定期测验）以此来确定你的骨髓功能正常，卡马西平在你的体内没有到达危险的高水平。抑郁症患者应用卡马西平时，通常为一天2次。因为有中毒的危险，所以要咨询医生如果漏服了一次药该怎么办。不应该将这种药放在浴室的橱柜里，因为潮湿会使它的疗效降低，应将它置于避光、通风和干燥的场所。

在应用卡马西平时，你可能会感到头晕眼花、昏昏欲睡或思维混乱，你还可能发现你走路没有以前平稳。在你开车或操纵机器之前，要确认你已经知道了药物会对你产生怎样的影响。另外，一些人会抱怨头痛、复视、恶心、腹泻和出现皮疹，这些副作用中有许多在一周左右后会消失。卡马西平也会影响其他药物的作用，因此请务必告诉医生你正在服用哪些药物，包括处方药物和非处方药物。卡马西平会使避孕药的效果减弱，因此你应该考虑加用一种药物或换另一种方法来避孕。卡马西平能降低一些药物的疗效，也能增强另一些药物的疗效。因此在应用卡马西平前应问问医生有没有其他的药物选择。

2. 丙戊酸和双丙戊酸钠

丙戊酸和双丙戊酸钠这两种类似的药物给使用它们治疗抑郁症的80%的患者提供了积极的帮助。它们有助于治愈躁狂症，同时可预防情绪障碍的再次发作，或减轻发作的严重程度。如果医生发现锂剂或卡马西平对你疗效不好或你不能忍受它们的副作用，医生会建议你应用这两种药物中的一种。像许多治疗抑郁症的药物一样，你可能要应用几周的时间后才会发现症状改善。

这些药物也会表现出特有的副作用。最初，它们可能使你昏昏欲睡，它们也会导致胃部不适或腹泻等消化问题，一些人还发现他们有脱发的现象。这些副作用通常在几周后会消失。

高剂量的丙戊酸和双丙戊酸钠会损害患者的肝脏。在应用这种药物之前，医生会检查患者的肝功能以确认药物对患者是安全的。除此之外，患者要定期检测血液以确保药物在血液中的含量是安全的（起初，血液检测可能是一周一次）。这些药物会与其他药物产生作用，例如导致其他抗惊厥药物和酒精在血液中的含量增加。如果你正在应用丙戊酸和双丙戊酸钠，在准备应用其他药物或饮酒之前请先咨询医生。

3. 氯硝西泮

抗惊厥药氯硝西泮也可以缓解躁狂症的症状。此药不像锂剂或其他的抗惊厥药物，它不会改善你的不良情绪，但它会减轻躁狂症的影响。例如，它会缓解你的思维跳跃、语速过快和活动增加的症状。在双相情感障碍的早期治疗阶段你可能会接受这种药物治疗，因为它通常比锂剂更快地发挥作用。氯硝西泮的副作用包括眩晕、困倦以及心理或躯体依赖。

抗精神病药物

抗精神病药物也被称为精神抑制药，被用来治疗思维与现实分离的精神病患者。如果你在抑郁症或躁狂症发作时出现错觉或幻想的症状，医生会建议你应用抗精神病药物。这些药物也会帮助精神性抑郁症患者缓解精神疾病。通常应用的抗精神病药物是氯丙嗪、氟哌啶醇、氯氮平片剂、奥氮平和利培酮。如果你同时患有抑郁症和精神疾病，你可能需要在应用抗抑郁药物的同时加用抗精神病药物。当精神疾病缓解时，抗精神病药物可以逐渐减量和停用。抗精神病药物的使用方法包括口服片剂、溶液以及注射。在应用抗精神病药物后，约60%的患者会好转。

在你应用抗精神病药物时会出现便秘、视力模糊、困倦或口干等症状。这些副作用在你适应这种药物后会消失。你也可能会出现肌肉和运动方面的问题，例如，你可能会出现肌肉紧张，这会导致面部、颈部、舌、背部和眼睛的不自主运动，医生称此为肌张力障碍反应；你的动作可能会变得僵硬，这被称为运动不能；或者你不能静静地坐着，这被称为静坐不能。如果你有这些肌肉问题，医生会加用其他的药物或改用别的抗精神病药物。

另一种更严重的副作用是迟发性运动障碍，会导致患者的口、头部和身体发生永久性的、不自主的运动。这通常在应用药物超过一年后发生。患者应用抗精神病药物的剂量越低，出现迟发性运动障碍的可能性越小。抗精神病药物的其他副作用包括月经紊乱、性功能障碍、体重增加和光过敏。

抗精神病药物被认为是通过改变大脑的化学物质，减轻神经递质多巴胺的作用来发挥治疗疾病的作用的。因为抗精神病药物是以这种方式发挥作用的，所以医生推测可能是多巴胺含量过多或多巴胺受体活性增加导致了精神疾病的症状。

抗焦虑药物

抗焦虑药物，也被称为镇静剂或安眠药，有时被用来治疗抑郁症或躁狂症。在躁狂发作时，你可能会用一种叫作劳拉西泮的药物来治疗。这可以减轻躁狂症的某些症状，如思维跳跃、语速过快和活动增加。这种药物起效很快，医生会在你等待另一种药物发挥疗效的时候应用它。除此之外，如果你应用这种药或其他的抗焦虑药物超过几周，你会对它们产生心理和躯体依赖。

抗焦虑药物阿普唑仑有时也被用来治疗抑郁症。这种药起效很快，但是通常只是短期应用，因为它是注射用药。如果你的抑郁症不是很严重，但又需要立即缓解症状，或者你同时患有其他疾病（如心脏病）而不能应用其他抗焦虑药物时，你可以接受阿普唑仑的治疗。如果你有物质滥用的病史，就不能应用这种药物。

选择合适的药物

找到合适的治疗抑郁症的药物对于有些人来说很困难。老年人可能患有躯体疾病而不能应用某些药物。除此之外，他们也会服用一些与抗抑郁药物相互影响的药物。一些副作用在老年人身上也会更严重。例如，眩晕通常对老年人造成的危险更大，因为跌倒会导致严重的损伤。一些抗抑郁药物也会影响心脏，使患有心脏疾病的老年人发生危险。另外，这些药物在老年人体内代谢的速度比年轻人慢。有时药物会在老年人的体内蓄积，导致思维混乱和记忆障碍。

准备怀孕的女性想要寻找合适的治疗药物也很困难。一般来说，医生会建议怀孕的女性不要服用药物，以确保胎儿健康成长。一些治疗抑郁症的药物会对胎儿造成损害。例如，孕妇在怀孕期间服用过丙戊酸和双丙戊酸钠会使胎儿出现生长发育障碍，导致婴儿头异常小和面部异常。除此之外，这种药还会导致婴儿患脊柱裂的风险增加（脊柱裂是一种脊柱发育不完全的先天性残疾）。锂剂可能会导致胎儿的心脏受损，虽然它是否会造成这种伤害还存在争议，而且也没有证据可以证明。如果你在应用这些药物，那么在你打算怀孕之前请咨询医生。哺乳期女性也很难选择抗抑郁药物，因为许多抗抑郁药物会进入乳汁中。如果你选择母乳喂养，请询问医生你所应用的药物会对婴儿造成怎样的影响。

如果你患有躯体疾病，你对抗抑郁药物的选择也会受到限制。例如，如果你患有心脏疾病，你的医生可能会禁止你应用三环类抗抑郁药物，因为这类药会对心脏造成影响。医生更可能会选用三唑酮、安非他酮、奈法唑酮或者选择性5-羟色胺再摄取抑制剂来进行治疗。

直到20世纪80年代，医生们才意识到儿童和青少年也可能患抑郁症，所以现在并没有专门针对青年人的治疗抑郁症的药物，抗抑郁药物对于生长期身体的影响也是未知的。总的来说，很少有药物在儿童身上做过试验，包括抗抑郁药物和锂剂。在所有试验过的药物中，有研究发现，氟西汀可能对青年患者有帮助，而三环类抗抑郁药物对他们无效。但许多儿童和青少年患者接受这些药物的治疗时，通常都有好的治疗效果。

药物疗法存在的问题

有时药物疗法治疗抑郁症并不是一帆风顺的。大部分人在 3 周内症状会好转，但是如果你没有好转，你的医生会在以后的几周改换药物治疗方案。例如，他可能增加药物的剂量，加用其他药物辅助治疗，或改用另一种药物。在有些比较少见的病例中，尽管应用了药物，但患者的症状仍然没有好转。如果在你身上出现了这种情况，你的医生可能会继续应用新的药物组合来治疗你的疾病，直到找到合适的药物组合。

如果治疗毫无效果，你的医生会改变对你的诊断。或者会建议你在采用药物疗法之外加用一种疗法，如电休克疗法或心理疗法。

如果药物疗效不佳，可能的原因是医生提供的药物剂量过小或没有尝试应用其他的药物。另外，尽管有研究证实改变脑中化学物质会对抑郁症患者有帮助，但有一些医生始终认为抑郁症主要是一种心理疾病，所以对药物治疗存在偏见。因此，你可以和医生谈谈，看看他是如何看待药物治疗的。如果你还想尝试其他的处方药物，而你的医生不愿给你尝试，那么你就要考虑请你的医生给你介绍其他医生了。

　　有时药物疗法无效是因为你没有按照医嘱用药，医生称这为治疗不依从。在住院接受治疗的抑郁症患者中，有 20% ~ 25% 没有遵医嘱用药。可能你有很多种理由来解释为什么没有遵医嘱用药，但是这样对你不好。你可能认为更大的剂量会更有效或小点的剂量副作用更小；你可能只在感觉不好时用药，而症状一旦好转立即停药，尽管你应该每天用药；而疾病的症状，如健忘和无望感，也会对你是否遵照医嘱用药产生影响；除此之外，你可能会讨厌依赖药物使自己感觉好些。不管你改变药物剂量的理由有多好，你都应该明白，只有在遵照医嘱应用时才会有效。

光 疗

光疗也被称为光线疗法，被用来治疗季节性情感障碍患者。接受光疗的人需要每天坐在强光前一定的时间。医生认为光疗是通过"补充阳光"来治疗疾病的，因为缺乏足够的阳光照射被认为与季节性情感障碍的发生有关。光疗对约 3/4 的季节性情感障碍患者有帮助。

你每天可能需要半小时到几小时的光疗来治疗抑郁症。现在已经出现了一些特殊的光疗灯使你在家里就可以进行治疗，当然这要在医生的指导下进行。这些灯可能只是普通的荧光灯，但是其亮度约是你在厨房使用的灯的 20 倍。一些研究者认为全波谱的光最接近于太阳光，对治疗最有帮助。这种光在使用时必须滤除可以导致白内障的紫外线。在没有得到医生的指示前不要自己尝试光照治疗。一般来说，在光疗 3 ~ 14 天内你的情绪会好转。一些研究者认为这种治疗最好在清晨进行，但许多人认为这很不方便，因为在清晨接受治疗会占用很多时间。医生会建议你在最方便的时间接受治疗。但如果光疗后你的抑郁症状没有好转，医生可能会建议你改变治疗的时间。光疗的副作用并不常见，但是一些人会出现头痛、眼疲劳、过敏和失眠等副作用。

电休克疗法

如果你的抑郁症很严重，而且无法接受药物治疗，你可能会用电休克疗法（ECT）来治疗。ECT 是一种能够有效、快速地治疗抑郁症和躁狂症的方法，约有 80% 的抑郁症和躁狂症患者在接受电休克疗法治疗后感觉好转。这种疗法的疗效和药物疗法的疗效一样好，甚至更好，而且它起效更快。不过，因为电流是直接作用于患者脑部，所以这种疗法主要应用于用药物治疗有困难的人，患有重性抑郁症、躁狂症、精神病和企图自杀的人，以及经其他治疗后症状没有好转的人。在接受 ECT 之前，你会先接受麻醉，这会使你在短时间内处于麻痹状态。在治疗过程中，放在你头部的电极会将低强度电流传递过你大脑的一侧或两侧。如果电流通过一侧，治疗被称为单侧 ECT；如果电流通过双侧大脑，则被称为双侧 ECT。这些电流引起了不受控制的大脑电活动的发作，也被称为癫痫发作，癫痫会引起麻刺感和抽搐。因为癫痫会导致肌肉紧张、僵直和反射运动，所以医生也会给予你短效肌肉弛缓药，这样在癫痫发作时你也可以保持放松。癫痫会发作 25 ~ 60 秒不等。在癫痫发作过后，你会保持无意识状态10 ~ 15 分钟。

ECT 通常一周进行 3 次。在治疗 2～3 周后，你的抑郁症或躁狂症会消失。一种理论认为电休克疗法会对大脑调节情绪的部位产生影响，它也会刺激大脑产生特定的氨基酸（这是大脑在生产能影响情绪的神经递质时的第一步）。

不幸的是，ECT 的治疗作用只是短暂的。约有一半接受此疗法治疗的人在 6 个月内复发。为了防止复发，在接受 ECT 治疗后，医生可能会给你开具抗抑郁药物或锂剂。ECT 的副作用包括思维混乱和记忆丧失，这些副作用通常持续较短的时间。

许多人不愿接受 ECT 治疗是因为它的历史。在 20 世纪中期，ECT 技术还没有完善，人们需要在清醒时接受高强度的电流，这会造成他们的身体痉挛，有时甚至摔坏了骨头或导致心脏停搏。而且那时候的 ECT 通常是强迫执行的。现在，医生在治疗的每一阶段都采取了预防措施来确保病人的安全和健康，但是许多人仍然对 ECT 有抵触情绪。

心理疗法

　　心理疗法，通常作为治疗抑郁症的常用方法，可以单独应用或与抗抑郁药物联合应用。采用心理疗法时，患者需要去见一个治疗师（可以独自去或和一组人同去），和心理治疗师讨论自己的感觉、问题和生活经历。心理学家和精神科医生都可以提供心理治疗。

　　治疗师会应用多种不同的技术和方法治疗患者，这些均以关于精神疾病的病因的多种理论为基础。认为抑郁症主要源于负面想法的治疗师将注意力集中在改变这种想法上，其他的人认为抑郁症来源于应激反应中的失误行为，还有一些人认为抑郁症是童年经历重大失去的结果。这些理论会影响治疗师提供的治疗方法。

　　心理疗法帮助了许多患有抑郁症的人，无论是单独应用还是与药物联合应用。单独应用时，一些类型的心理疗法对约50%的患有轻中度抑郁症的人有效，缓解了他们的症状。即使你的抑郁症需要用药物治疗，你也会发现心理疗法对你很有帮助。例如，心理疗法可以帮助你正确认识"依赖药物使自己感觉好些"的复杂情感。如果你患有双相情感障碍，你更需要在接受心理疗法的同时应用药物治疗。除此之外，研究者发现，接受心理疗法的躁狂症患者的症状更容易缓解。

心理疗法会帮助你正确估计抑郁症对你的生活造成的影响。你的疾病可能会对你的人际关系造成影响，使别人认为你不可信赖，你可能想知道如何告诉你的老板、孩子和朋友你患有抑郁症。心理疗法可以帮助你解决这些问题。

一些医生质疑心理疗法，因为很难像药物疗法那样精确地、科学地测试心理疗法的效果。但是研究者发现人际关系疗法和认知疗法这两种心理疗法确实有助于治疗抑郁症。心理疗法也有其他的缺点，例如一些治疗会持续很多年，治疗费用很高，有时是因为许多医疗保险不包含心理治疗或对它有限制。心理疗法的优点是没有躯体方面的副作用，而用药物治疗有这方面的副作用。

如果你的疾病是轻度到中度的，持续时间短，而且不是复发性病例，医生可能会建议你进行心理治疗而不是药物治疗。除此之外，如果更倾向于选择心理疗法或曾发现心理疗法对你有帮助，医生也可能建议你进行心理治疗。如果你不能或不愿应用药物治疗，或药物治疗对你无效，你也可以尝试心理疗法。如果你在日常生活中压力很大，心理疗法也会帮助你缓解压力。

如果你的病情很严重，或者反复发作，中间没有完全的缓解期，你的医生可能会建议你同时应用心理疗法和药物疗法。如果单用药物或只用心理疗法没有疗效，医生也可能建议你同时应用药物和心理疗法。有人格障碍的人也可能会被建议采用药物和心理的联合疗法。

心理疗法可能会比药物疗法起效慢，你在6周后才会感觉症状好转。如果你在12周后症状有好转但是仍存在一些抑郁症状，可以问问你的医生什么时候疾病会有更明显的好转。

心理疗法有许多种，那些被认为对治疗抑郁症有特殊帮助的包括认知疗法、人际关系疗法和行为疗法。依据患者的个人情况，心理动力疗法、家庭疗法、夫妻疗法或任何以上疗法的联合疗法也可能会被应用。

认知疗法

认知疗法是一项由美国心理学家亚伦·贝克发明的心理疗法，它着重于提升患者的自我影响和对世界的认识。如果你患有抑郁症，你会认为自己是一个失败者或一个坏人。你可能会认为自己的处境很困难、无法忍受，或认为情况不会有任何好转。认知治疗师相信如果停止这种思维模式，你会感觉好些。你的治疗师会帮助你发现这种负面的思维模式，检查它们的正确性，引导你产生新的思维模式，练习对自己的处境有新的反应。

认知治疗师认为我们的思维受儿童时代产生的信仰的影响，而抑郁症患者的思维会受他们对于自己和行为的负面观点的影响，他们产生这种负面观点是因为他们的思维方式有以下的一个或多个错误观点：

□ 得出毫无根据的结论，比如将每件不顺利的事情都判定为自己的错。

□得出的结论是以事物的一个小细节为基础的。

□得出的结论是以事实的一个或两个孤立片段为基础的。

□将不好的事情放大，将好的事情缩小。

□以感性处理事情，尽管这样做是毫无根据的。

□认为事物不是黑的就是白的。

对认知治疗师而言，情绪是由思维创造的。如果你感到抑郁，那是因为你思考问题的方式使你感到痛苦。按照这种理论，当你学会了更客观地思考问题时，你就会感觉好些。大部分认知治疗师认为这种学习是一种需要你和治疗师合作完成的工程。通常，你们两个会列出问题和希望完成的目标清单，然后围绕这个清单进行治疗。

你的治疗师会试图教你质疑那些使你产生抑郁症的那种自发的、负面的想法。他可能会以多种方式达到这个目的。你可能会被要求简单写下你的这种负面想法，在治疗时带上这个清单。或者你的治疗师会通过列出每日活动表来挑战你的消极观念。在你完成每一项活动后，要求你评估你喜欢它的程度和你处理这件事的方法。这些评估结果可能会与你以前的感觉（即没有发生过什么有趣的事和你什么事都做不好）相冲突。或者你的治疗师会应用角色转换的方式，让你来质疑这些负面观点，而治疗师为这些观点做辩护。

认知疗法通常持续时间较短，共进行 12 ~ 16 次。但是如果你的抑郁症是长期发作型（如心境恶劣），你的治疗时间可能会持续 6 个月至 2 年。研究发现，认知疗法帮助了约 50% 的接受这种治疗的患者。但是一些研究者认为认知疗法和药物疗法联合应用比两者单独应用时疗效好。独立的研究证明接受认知疗法治疗的双相情感障碍患者比没有接受心理疗法治疗的患者的发病次数少。医生认为认知疗法有这种疗效是因为它能帮助人们接受自己需要药物治疗的事实。

人际关系疗法

人际关系疗法是通过改变人际关系状况来调节抑郁症。依据精神病专家杰拉尔德·克莱曼和心理学家默娜·维斯曼的理论，有些抑郁问题是由难于正确处理人际关系所引起的。

人际关系疗法会尝试帮助你提升自我印象和改进人际交流技巧，这些会使你的人际关系变得正常。在治疗过程中，你会检查自己建立和保持正常的人际关系的能力，处理生活中的新问题的技巧，以及你是否可能会长时间悲伤。用这种方法，你和你的治疗师能确定你的人际关系存在什么问题并尝试恢复正常的人际关系。

研究发现人际关系疗法对接受这种治疗的约 50% 的患者提供了积极的帮助。这种治疗方法对重性抑郁症患者的帮助较小，尽管有研究显示这种疗法是拒绝接受药物治疗的重性抑郁症患者的最佳选择。

人际关系疗法通常持续 12 ~ 16 周。这种治疗方法不能被广泛应用于多种疾病。

行为疗法

行为疗法也被称为行为改变疗法，它能帮助你改变那些使你的抑郁症恶化的行为。这种治疗的理论基础是抑郁症是某种行为，这种行为可能是后天获得的也可能不是。行为疗法的理论主要来自 20 世纪 20 ~ 30 年代俄国心理学家伊凡·巴普洛甫的研究。行为疗法可以缓解约 50% 的接受治疗的人的抑郁症状。

行为疗法治疗师认为如果你对自己要求过多而得到的不够，你就会患上抑郁症。行为疗法治疗师会把你所要的回报作为正面的鼓励。例如，如果你是一个有上进心的学生，但是你因为学习方法的缺陷导致学习成绩落后了，你可能因此患上抑郁症。你的治疗师会教你如何确保自己获得足够的回报。

在有些类型的治疗中，治疗师的作用主要是倾听。与此相反，在采用行为疗法治疗时，治疗师发挥着积极的作用。你的行为疗法治疗师可能会专门为你设计一份治疗计划，这份治疗计划考虑了你的抑郁症类型和导致抑郁症的病因。

行为疗法治疗师或许不会发掘你的抑郁症的心理起源，但是会教你避免导致抑郁症的行为。例如，如果你做事总是拖延，你可能最终会患上抑郁症，因为拖延并不是将任务结束，而是使手头的任务更难完成，也会拖延你获得报酬的时间。这种情况下你的治疗师就会教你以多种方式处理这种拖延行为，例如，你需要将你每次的拖延记在日志上或画成图表，或者想象自己处于不能再推迟任务的某个时间，你甚至可以在手腕上带一个橡皮圈来提示自己。你能学会消除使你导致推迟任务的想法。

心理动力疗法（心理分析疗法）

心理动力疗法的理论基础是一个人过去的经历、潜在愿望和恐惧会对他的感情和行为带来深刻影响。这个理论指出精神疾病可以通过使患者的思想和感情以新的方式工作来治疗。这种治疗方法比其他方法需要更多的时间，但也比其他方法疗效更好。心理动力疗法不只是简单地缓解你的症状，而是试图改变你的个性或性格特点，帮助你信任他人，与他人建立亲密关系，更好地应对生活、忘却无意义的悲伤，经历更丰富的感情生活。

依据心理动力疗法理论，无意识和有意识的想法、信念和希望之间的冲突可以导致抑郁症。你在处理这些冲突时可能会压抑它们或不知不觉地将它们从你的意识里转移到你的潜意识里。心理动力疗法的目的是将被压抑的和未解决的冲突（通常可以追溯到儿童时期）带到你的意识里，以便你能正视它们进而解决它们。

你的治疗师可能用几种方法将被压抑的情感冲突带到你的意识里。他会要求你放松和说出任何想到的事情，这可以将你潜意识里的思维片段提供给他。你的心理分析师会试图帮助你发掘你的梦境，因为梦被认为是潜意识的产物。他还可能要求你讲述你的生活，尤其是童年的记忆。除此之外，治疗师还会让你分析你自己对治疗的情感反应，这可能会反映出你对其他人的态度。

心理动力疗法以西格蒙德·弗洛伊德提出的理论和技术为基础。他发明了最早的心理动力疗法的具体形式，被称为心理分析。这种集中的长期（1周3～4次治疗，持续3～5年）治疗的目的是彻底地检查你个性的各个方面。这个理论指出，通过深入的探究，你可以对你的个性和行为做出重大的改变。治疗师是保持中立的，他不会对你每天出现的问题提出解决方案。如果你处于抑郁症的危险时期或病情严重时，或者你有躁狂症或精神病性症状时，不适宜进行心理分析治疗。

在其他类型的心理动力治疗中，治疗师会向你提供更积极的和直接的帮助。在简短的心理动力治疗中，治疗会限定在一段时期——通常是几个月内，针对特定的问题进行解决。

心理动力疗法有一些缺陷，如治疗费用很高和持续时间长（需要几年的时间），而且探究痛苦的和隐藏的情感的过程有时会使你焦虑和悲伤。为了充分利用这项疗法的所有优点，你需要能与别人交谈和建立关系，以足够的热情投入到生活中。虽然并没有一个客观的研究来检验心理动力疗法是不是治疗抑郁症的有效方法，但是批判这种治疗方法的人也承认，心理动力疗法已经帮助了众多个性不同的和存在不同问题的人。

家庭疗法

家庭疗法试图让你的家人学习关于你的疾病的知识，让他们学会如何帮助你进行治疗。家庭成员如果了解这种疾病并且参与到治疗中，就可以成为抑郁症患者的坚实后盾。

在家庭疗法中，你和你的家人会在短时间内见 5 ~ 10 次治疗师。你们会讨论你的疾病是如何改变你的家人对你的看法的，以及家人担任的角色。你的家人需要了解你的抑郁症的症状、复发的可能性，了解再次发作的症状和检查治疗方案。除此之外，你们可能还会讨论其他成员患病的可能性，因为在抑郁症的发病中遗传因素似乎发挥了作用。

研究发现一些重性抑郁症患者如果接受了药物治疗、个人心理治疗和家庭治疗的联合疗法后，疾病复发的可能性就会变得很小。除此之外，双相情感障碍患者如果接受家庭疗法也有助于控制疾病。

制作你的疾病图表

作为治疗的一部分，你和你的医生需要制作一张图表来确定疾病的类型。如果你的医生决定制定你的疾病图表，他会利用图表上的曲线来研究你几个月来的情绪变化。图表上的曲线在你感到躁狂时会上升，而在你感觉抑郁时下降。在一年后，疾病图表上会形成一条有升有降的曲线。同时，医生会寻找一些关于你的其他方面的信息：你经历的重大事件，住院治疗的次数，睡眠质量好坏，精力状况和应用的治疗药物。

弄清楚你的疾病类型有助于在多方面帮助你。绘制出的疾病图表可以提示哪些痛苦事件能刺激你的疾病，提醒你和你的治疗师需要对这些事情进行讨论。它也可能揭示出曾被忽略的疾病再次发作的早期症状，例如，你可能发现在躁狂再次发作前的几天，你的睡眠会发生变化，那么，再次出现睡眠问题就意味着你应该去看医生了。或者你知道了你在秋天容易发病，就会决定在那个季节小心避免压力事件。在几年后，你的疾病图表会揭示出更多的信息，包括疾病复发的周期、情绪的类型、情绪变化和特定事件的联系，以及药物或心理疗法的疗效。

补充疗法

尽管研究者在研究新的治疗抑郁症的药物方面获得了很大发展，但一些人仍倾向于不使用药物。你可能对以自然的方式控制你的抑郁症症状很感兴趣。抑郁症的补充疗法包括草药疗法、饮食疗法、放松疗法和顺势疗法。

你需要清楚的是，经过严密设计的关于补充疗法的科学研究很少。除少数特例外，大部分医生认为补充疗法没有科学依据，这意味着它们未被科学实验证实是一种有效的治疗方法。

如果你正在尝试或应用补充疗法，请和你的医生讨论治疗计划。如果你计划采用草药疗法，请告诉你的医生。他会就这种疗法是否能与其他药物联合使用提供建议。除此之外，医生可能会给你提供药物剂量方面的建议，他还会建议你改变生活方式（如健康饮食和规律运动）来辅助常规治疗。

草药疗法

一种被人们广泛使用和熟知的治疗抑郁症的草药是贯叶连翘。这种草药在德国被广泛地用于治疗抑郁症，1993 年就有 270 万份处方中有贯叶连翘。一些研究显示贯叶连翘的标准化提取物对于轻度和中度抑郁症的疗效和抗抑郁药物疗效相同且副作用较小。

人们对于贯叶连翘是如何发挥作用的和为何能安全地长期使用它来治疗抑郁症了解得很少。一些研究显示它的作用机制类似于单胺氧化酶抑制剂。贯叶连翘也有一些副作用，它会影响机体对铁和其他矿物质的吸收。贯叶连翘也能导致皮肤对光的敏感性增强，所以治疗时应注意使用防护剂。贯叶连翘在使用 4 ~ 6 周或更长的时间后才开始发挥疗效。

其他一些草药也被认为对治疗抑郁症有效。银杏叶提取物被认为能促进血液循环和增加脑供氧量，从而提升情绪。卡瓦胡椒在欧洲被用来治疗焦虑症、失眠症和抑郁症。被用于治疗抑郁症的其他草药还有香蜂花、燕麦秆和辣薄荷。

饮食疗法

有时为了缓解抑郁症，医生会建议你应用饮食补充剂，包括 B 族维生素、镁、锌、叶酸和酪氨酸。在应用每一种补充剂前请咨询医生，这样他可以告诉你大剂量应用补充剂或补充剂与其他药物联合应用可能导致的危险。例如，酪氨酸补充剂如果和抗抑郁药物单胺氧化酶抑制剂同时使用会导致血压升至危险水平。

饮食建议

一些补充疗法的提供者会建议改变饮食来帮助治疗抑郁症。食用碳水化合物会增加脑内调节情绪的神经递质 5- 羟色胺的供应。碳水化合物包括豆类、面包、意大利面食和所有谷类食物。

一些研究者认为高蛋白饮食（蛋白类食物包括肉类、鸡、鱼、大豆、坚果、鸡蛋和豆腐）可以增加脑内神经递质多巴胺和去甲肾上腺素的供应，这会改善你的情绪。但是其他的研究者建议采取低蛋白饮食。

不要食用糖、咖啡，不要饮酒，少吃或不吃速食和精加工食品，不吃饱和脂肪含量高的食品。

顺势疗法

顺势疗法是在18世纪晚期由德国医生和理疗家塞缪尔·哈恩曼发明的一种补充疗法。顺势疗法的药物是特别准备的、稀释的植物、动物或矿物质的提取物。依据顺势疗法理论，一定剂量的某种物质会导致某种疾病，如果这种物质被稀释到足够的浓度，就可以通过激发机体的自身复原力量或"生命力"来治疗这种疾病。顺势疗法的药物因人而异，它需要依据你的症状、性格和用药史来选用。顺势疗法的治疗师和医生宣称顺势疗法可以有效地治疗抑郁症，尽管缺乏科学实验的证据来支持这种观点。巴哈花药疗法，也是应用稀释的药物来达到治疗目的的，被广泛地用于治疗轻度情感障碍，包括抑郁症。顺势疗法和巴哈花药疗法的有效性均未被科学研究所证实。

第七章

帮助患有抑郁症的亲人

我应该怎么做

当你所爱的朋友或家人患有抑郁症时，你其实可以做许多事情来帮助他早日康复。但是你不能通过自己与患者交谈来"消除"患者的疾病，意识到这点很重要。抑郁症和其他疾病一样，需要专业的治疗。

你能为患有抑郁症的人做最好的事情就是鼓励他寻求帮助。如果患者是一个儿童，这件事情很容易，你仅仅需要带他去看医生。如果患有抑郁症的人是你的伴侣、父母或兄弟姐妹，他否认自己有任何健康问题，那么这件事情就很难办了。一旦疾病被确诊并且开始进行治疗，你可以向你爱的人提供无条件的感情支持和鼓励。使你的家庭生活和自己的生活保持平衡也很重要。

鼓励你爱的人寻求帮助

如果你希望你所爱的人去寻求帮助，请从你为什么会担心入手，描述你所观察到的他的情绪、行为和躯体情况的变化。问他一些开放性问题，而不是可以用"是""否"或点头摇头回答的问题。例如，试图这样问"你这些天似乎不高兴，发生什么事了？"而不是问"你很郁闷吗？"如果你对他的解释不确定，请坚持劝说他寻求帮助。在你的亲人同意前，你可能需要多次提及这件事。

如果抑郁症患者拒绝看医生，你要坚持要求他看医生。你要向他表明你的关心是真心的。除此之外，这也使寻求帮助变成了不只是患者一个人的事。另外，你的观察会帮助医生准确地诊断疾病。通常男性似乎比女性更易拒绝接受抑郁症的治疗，尽管现有的知识告诉我们得抑郁症的女性比男性多。如果你的伴侣拒绝看医生，无论如何试图和医生预约一个时间，提前告诉你的伴侣预约的时间并强迫他去医院。你的伴侣可能不会有太多的反抗，因为抑郁症会使人变得被动。

如果抑郁症患者是年长的父母，说服他可能会很困难。例如，你的母亲得了抑郁症，如果她不习惯听从你的建议，她可能不愿听你说话；如果她忽略你对她健康情况的关心，从其他人那里听到同样的信息可能会更有帮助，试图请她的密友或兄弟姐妹与她谈这件事情。如果这样做失败了，试图请医生或精神科专家与她通电话，专家能够使她确信如果她接受治疗，很快就会感觉好些。

当你的亲人被诊断患了抑郁症后，你在他的治疗中所能起的作用是多方面的。首先，你要使患有抑郁症的人相信他的病可以治愈。提醒你爱的人治疗出现效果需要一定的时间。其次，你可以帮助抑郁症患者确信他使用了正确的药物。如果医生开具了处方，你可以帮助抑郁症患者分选每天的药物组合和剂量。第三，观察疾病好转的症状——你可能是第一个发现的人。告诉他任何病情好转的迹象，这是使他确信自己疾病会好转的一种方法。如果他没有好转，建议他尝试新的治疗方法或选择另一种治疗方案。

一些医生坚信抑郁症患者的家人参与治疗会对患者有帮助，因为家人可以向医生提供抑郁症患者的症状和治疗史的客观信息。另一些医生认为对抑郁症患者进行治疗时需要像其他医患关系那样具有保密性。除此之外，抑郁症患者的情况会决定参与治疗的人员。例如，假设你处于青春期的女儿似乎有轻度的抑郁，可能是因为她将要脱离家庭，成为一个独立的成人，而这使她困扰。这种情况下，除非她的抑郁症很严重（例如，导致了物质滥用或自杀的想法），否则你参与到她的治疗中只会使她感觉更糟糕。与此相反，如果是你的伴侣患了抑郁症，他可能会很高兴你积极地参与到他的治疗中。

提供情感支持

你的情感支持（如友爱、理解、耐心、鼓励）和轻微的幽默结合起来会给你的亲人提供很大的帮助。不加评论地倾听他讲话，不要不断地谈论抑郁症。如果你的亲人时常谈论失败感和无望感，你的第一反应很可能是尽量使你的亲人相信他不是真的抑郁。你可能认为你应该以这个人的一系列好事作为你们谈话的开始——好的工作、充满爱的家庭、舒适的房子，但是这样并不能改善患者的情绪，反而会使他更加沮丧、更不自信，增加他的自责感和孤独感。这样做会使感觉沮丧的人情绪好转，但对患有抑郁症的人不见得有帮助。

在婚姻或家庭关系中，你应当避免去说"你有我的爱，那就足够了"，甚至都不要去这么想。你的伴侣的疾病并不是对你个人的责备。

不要责备你的亲人自怨自艾、自私或假装生病，命令一个人"停止抱怨，快点振作"是不太可能有效的。不要嘲笑或谴责他，相反，应该在不伤害你爱的人的前提下，委婉地指出现实的情况。尝试和他一起做喜欢的事情，如在好天气里散步，去电影院看电影，或去拜访亲密的朋友。

但是要避免持续地建议他积极参与活动，这样会使他有很大的压力。太多的要求会使他感觉焦虑或增加他的挫败感。这是一件矛盾的事情，例如，假设你的伴侣正患有严重的抑郁症，强求他参加你公司的聚会会使他更加焦虑；不过，晚上将他一个人留在家里也会使他感觉更糟糕。

经过比较长的时间后，你能学会识别在哪些时候你的伴侣需要特别的帮助或鼓励使他从不好的情绪中解脱出来，而在哪些时候他不需要这些。在重性抑郁症的发作期，他可能在很多方面都要依赖你。他可能无法工作、无法做家务，甚至没有你的帮助就不能去医院。你可能很快就会习惯将他看作是对你没有任何帮助的人。但是，一旦他恢复后，最好是鼓励他承担一些可以承担的责任。

在你能够准确地区分你的亲人的正常情绪变化和疾病引起的变化前，可能需要一定的时间。一些人变得过分警惕，持续地寻找亲人是否出现了过分高涨或低落的情绪。这种警惕会使患有抑郁症的亲人极度焦虑，也会使你过分疲劳。可能给你的亲人一些私人空间会很有必要，这会使他在恢复期更舒适些。一段时间后，在你了解了这种疾病和学会观察你的亲人的情绪后，你会知道哪些症状是很严重的（例如，任何关于自杀的言语都是很严重的），哪些是不太严重的。

照顾好自己和家人

和抑郁症患者一起生活可能会很困难。你的亲人可能会说一些伤害人感情的话语，也会对你有过多要求。这时一定要学会调节情绪，以免使自己也患上抑郁症。

有时你会对抑郁症患者感到生气或不耐烦。如果抑郁症患者独自居住，可以请其他的家庭成员或朋友轮流照顾他，这样就不会由你承担所有的重担。如果你满意自己每天的日程安排，请尝试继续保持它。

当一个人患有抑郁症时，可能你和他的关系中你的角色要发生改变。例如，假设你在家庭中通常担当养家糊口的角色，而你的伴侣总是向孩子们提供情感支持。而一旦你的伴侣患上了抑郁症，他就不能提供感情支持了。结果是，在你的伴侣治疗期间，你可能不得不更多地关心孩子们的感情健康。任何人完成这种改变都需要一定的时间。

在帮助抑郁症患者时，请不要忘记照顾自己。你很容易将自己大部分的注意力和精力集中在患有抑郁症的亲人身上。如果你感到在你帮助亲人时不得不做出太多的牺牲，你可能会变得易怒，甚至让人无法忍受。你也应尽最大的努力照顾好其他的家庭成员，对于患有抑郁症的家人的过多关心可能导致家庭关系紧张。尽可能给予你的孩子同样的关心，这样在减轻他们的压力的同时也会减轻你的压力。

医生建议你和你的孩子讨论他的父母或兄妹的抑郁症。尽量将这种讨论简单化以适应孩子们的年龄。通常，孩子们会把疾病看成是针对他个人的行为，他们会认为自己对这些负有责任，认为患有抑郁症的人对自己冷淡是因为他不再爱自己了。他们需要知道他们的亲人患了疾病，这种疾病不是由他们引起的，而且这种疾病会好转。

在某些情况下，你可以通过给抑郁症患者金钱资助或将他们接到自己家中居住来帮助抑郁症患者。一些抑郁症患者因为疾病变得有缺陷，不再能够养活或照顾自己，这就需要整个家庭来承担这个义务。

当你的亲人住院治疗时

如果你的亲人需要住院治疗，他也许会自愿这样做。但是如果患者是你的父亲，他看起来已经脱离了现实，并用手枪威胁某人，那么像他这种有伤害自己或他人的危险的患者就要被强行送至医院治疗。这种住院治疗被称为非自愿治疗，是非常令人苦恼的。如果你将你的父亲强行送至医院，你会感到自责，尤其是在他求你不要这样做时。但是你要明白，你是唯一一个处于你父亲和他的行为的影响之中的人。一旦他的症状好转，他会感激你的。

去看望在医院治疗的亲人可能很令人烦恼，因为在医院里，你会看到患有精神疾病的人病情发作时做出的各种古怪或失常的行为。

与患病的亲人相处可能很困难：如果他的抑郁症状很严重，在你问他问题，到他回答你的问题之间会有相当长的间隔时间；你的亲人或许会对你将他送入医院很生气；如果你的亲人处于躁狂发作期，可能他说出的话令人很难理解。尝试以诚实和坚定的态度对待他们，并向他们解释治疗的必要性。告诉他将他送入医院是因为他需要治疗。

当亲人要自杀时

自杀的想法

出现自杀的想法可能是中度或重度抑郁症的症状，虽然大部分抑郁症患者并没有成功实施自杀行为。抑郁症是自杀倾向的最重要病因。几乎所有自杀的人都有精神疾病或物质滥用问题。其他常见的危险因素我们会在下面讲述。

对于自杀最常见的误解是谈论自杀的人并不真是试图要自杀。事实上，如果你的亲人谈论自杀，他是在寻求你的帮助，你应该很严肃地对待他的紧张心理。任何关于自杀的谈话都必须被严肃对待。

不要认为自杀事件不会发生在你的家里。所有年龄段，不同社会和经济阶层的人都可能产生自杀的想法。你可以通过学习自杀前的警报信号来帮助你自己和有抑郁症的家人，阻止悲剧的发生。

信号和危险因素

一个人自杀的风险受不同因素的影响。一些迹象会告诉你患有抑郁症的家人或朋友在考虑自杀。例如，有详细的自杀计划、威胁说要自杀、谈论死亡、绝望或者思维被死亡占据，这些都暗示他有自杀的想法。你的亲人如果躲避家庭和朋友，滥用药物或酒精，或行为突然变得充满暴力都可能是因为他存在自杀的想法；如果他放弃值钱的财产或做最后的安排（比如完成愿望），这就是自杀的征兆。一个人的行为突然变得异常，例如在几个月的抑郁后突然变得高兴了，或在长时间的冷漠后突然变得热情，可能是他决定自杀了。对于儿童来说，离家出走或在学校的表现突然发生了变化可能表明他有了自杀想法。许多抑郁症的症状，如焦虑、紧张、逃避他人、不能集中精力、感到自己没用、躯体症状、睡眠改变、胃口改变等，在自杀的人身上也会出现。

1. 婚姻状况

一个人的婚姻状况也会影响一个人自杀的可能性。相对于婚姻状况稳定的人，单身、伴侣去世、夫妻分离或离异的人自杀的风险较大。

2. 年龄和性别

一个人的年龄和性别也会影响自杀的风险，通常随着年龄的增大，自杀的风险增加。有调查结果显示，实施自杀的人中有60%的人年龄超过60岁，而且大部分是男性。在15～24岁的年轻人中，自杀的比例显著增高。男性因自杀而死亡的人比女性多，但是，女性实施的不成功自杀比男性多。一种解释是通常男性会选择更易致死的方式自杀，如枪击，而女性会选择比较不易致死的方式，如服药。

3. 健康状况

一个人的健康状况会使他更可能实施自杀。最近受到严重的外伤、承受很大的痛苦，或者是患有慢性病或处于疾病晚期的人是实施自杀的高危人群。前面提到的精神疾病和物质滥用是主要的危险因素。

4. 家庭生活不和谐

发生在家庭中的性虐待或躯体虐待是一个危险因素，同样，家庭的其他成员患有精神疾病、有物质滥用史或曾经自杀过也是危险因素。

5. 曾有自杀企图

那些曾经企图自杀的人再次自杀的风险很大。

6. 得知别人自杀

得知其他人自杀，不管是看到家人自杀还是在书上或报纸上看到有人自杀，都有可能成为抑郁症患者实施自杀行为的诱因。青少年如果看到朋友、家人或同学自杀，就可能产生自杀的想法。一些抑郁症患者可能会因为看到新闻上的其他人自杀而产生自杀的想法。

接近你的亲人

要想知道你的亲人是否有自杀的想法，最好的方法是直接问他，不要担心这会使他产生自杀的想法。和一个人谈论自杀并不会鼓励他自杀，相反，给他一个机会来谈论强烈的害怕和悲观的情绪会使他感觉不那么孤独。实际上，谈话会使你亲人自杀的风险减小。要真诚地问他直接的问题：你想过死亡吗？你曾想过要伤害自己吗？你准备怎么做？什么时候做？在哪里做？你会发现抑郁症患者想过死亡，但是仅仅是想想而已，除此之外没有更进一步的计划；或者你会发现你的亲人已经有了具体的计划。不管是哪种情况，都应联系他的医生或带他去医院。

如果你认为你的亲人有自杀的想法，但是他拒绝谈论此类问题，应联系医生或精神疾病的专家，咨询他们的意见。要试着说服你的亲人去看精神科医生或其他的精神健康专家。

有时患者会在治疗开始后谈论自杀或自杀的企图。症状严重的抑郁症患者可能没有足够的力量实施自杀，但是在他们的治疗开始产生疗效的时候，他们会发现他们有了足够的力量完成他们的想法（自杀）。不要因为你的亲人似乎开始好转了就认为他不会实施自杀行为。

当子女患有抑郁症时

在 20 世纪 60 年代以前，医生们一直认为儿童和处于青春期的少年不可能患抑郁症。而且如果说有一个年轻人实施了自杀，那么至少还有其他 8 个人有自杀的企图。

任何年龄段的儿童均有可能患有抑郁症，但是在他们长大后患病的可能性更大。一些专家认为即使是婴儿受到虐待、忽视或和妈妈分离后也会患上抑郁症。不能正常生长发育的婴儿实际上也可能是患上了抑郁症。研究者发现在 12 岁或年龄更小的人中，有 1% ~ 2% 的人患有抑郁症。在青春期少年中患病的比例更高，男孩患病的比例约为 8%，女孩约为 10%。女孩患抑郁症的比例在她们 10 多岁时急剧上升，因此在青春期末期女孩患有抑郁症的概率约是男孩的 2 倍。除此之外，双相情感障碍通常在一个人 10 多岁时首次发病，而且首次常常是抑郁发作而不是躁狂发作。

许多研究者认为很多患有抑郁症的儿童被忽视了，没有接受治疗。即使是最关心孩子和最敏感的父母，也很难发现孩子患有抑郁症，因为在儿童期的不同阶段某种程度的悲伤或不愿参加社交活动是正常的。而且虽然患有抑郁症的儿童与患有抑郁症的成人有相同的症状，但是他们并不以同样的方式表现出来。许多患抑郁症的儿童抱怨躯体不适（如头痛或胃痛），而不是悲伤感；有的孩子说感觉自己愚蠢、丑陋或没用；还有一些孩子表现出行为问题，如打架、学习不好、尿床或物质滥用。

双相情感障碍，包括躁狂症，有时在儿童期发病。通常儿童躁狂症的症状是多动、注意力不集中、语速快、睡眠不好、很容易有失落感和易怒。年轻人的躁狂症经常被误诊为注意力缺乏性多动症（ADHD），这是一种以多动和冲动行为为特征的疾病。

如果你认为你的小孩患有抑郁症，你需要仔细地观察他几个星期来确定在外面他的情绪是否正常。问孩子的老师对他的印象可能会有帮助。如果你仍然感到担心，可以和医生约一个时间。如果医生不能找到抑郁症的躯体病因，可以请他介绍一位精神健康专家。在理想的情况下，患有抑郁症的儿童应该由专门治疗儿童的专家来诊治。

发现青春期少年的抑郁症更加困难。双相情感障碍通常在青春期首次发病，而它的症状，如冲动行为、易怒、失控等在青春期可以看作是正常的。患抑郁症的征兆之一是性格改变或行为退缩：如果你处于青春期的子女是外向型性格，而现在变得孤僻的话，他很可能是患上了抑郁症；如果一个好学生开始考试不及格和一个原本情绪正常的孩子现在变得易怒，也可能是患上了抑郁症。如果你担心处于青春期的孩子，而他似乎不愿意与你交谈，和他最好的朋友谈谈可能会是一个好主意。你们谈话的结果可能不一定令人满意，因为十几岁的孩子和成年人之间有隔阂。但是，你孩子的朋友可能会知道你孩子的自杀想法，也会愿意和你一起关心他。

青春期的青少年可能不愿看医生，在这种情况下你有责任坚持要求他看医生。早期治疗可以避免长达几年的疾病的折磨。

如果你的孩子患有临床抑郁症，医生建议的治疗方法可能会因为患者年龄的不同而有所不同。心理疗法通常是首选疗法，尤其是认知疗法。接受过和儿童交谈训练的咨询师会发现是什么问题困扰着孩子，并帮助孩子解决这个问题。

如果处于青春期的孩子有双相情感障碍的症状，医生可能会应用锂剂一类的药物对他进行治疗。患有重性抑郁症的青少年可能会被建议应用抗抑郁药物来治疗。几乎没有针对儿童的抗抑郁药物被发明或测试，仅有一项有 96 名儿童参与的研究发现氟西汀（百忧解）是一种治疗儿童重性抑郁症的有效药物，效果同治疗成年人的效果一样。年轻人的机体可能会以不同的方式代谢这些药物，而它们可能更容易表现出副作用，因此，严密地对药物进行检测（包括剂量的检测）是非常重要的。

得知你的小孩患有抑郁症会导致你有负罪感和心痛，但是，要记住让你的孩子接受合适的帮助和治疗才会使他未来几年免受疾病的折磨。

当老年人患有抑郁症时

抑郁症在老年人中很常见。根据一项大规模的研究，65岁以上的人中约有15%有重性抑郁症的症状。尽管老年人患抑郁症很常见，但他们的疾病通常未能接受治疗。有一项研究显示需要精神治疗的老年人中只有10%接受了治疗。这可能是因为许多人，包括一些医生都误将抑郁症的症状看成是年龄增大的正常反应。但是像年轻人的抑郁症一样，老年人的抑郁症也是一种可以治疗的疾病。

在老年人中，抑郁症经常未被治疗的原因之一是许多老年人认为他们的抑郁症症状是正常的表现。毕竟，他们经历了很多的挫折，如事业生涯的结束、好朋友或爱人的去世、健康状况变坏。除此之外，老年人和年轻人的抑郁症表现有所不同，老年人不太可能抱怨自己的悲伤情绪而更可能抱怨疼痛、便秘或疲劳。许多老年人有躯体健康问题，这些问题比抑郁症更受关注。最后，患有抑郁症的老年人可能被误诊为患有痴呆症。你有许多方法可以帮助你的亲人治疗抑郁症。如果你的亲人患有抑郁症，首先他可能需要全面的身体检查。如果老年人逃避他人或思维混乱，应陪同他去医院并提供关于老人的一切病史。医生会检查是否由躯体疾病引起了抑郁症，会询问那个老年人使用的一切药物，包括处方药物和非处方药物（这些药物中有许多种在单独使用或与其他药物联合使用时会导致抑郁症）。如果医生没有找到他的抑郁症的躯体病因，可能你的亲人需要看精神健康方面的专家。

为了治疗老年人的抑郁症，许多医生建议采用药物和短期的心理治疗联合疗法。对老年人开具处方抗抑郁药物可能会存在风险，因为老年人的机体代谢药物的方式和年轻人不同。一般说来，老年人身体里蓄积的药物比年轻人多得多，这意味着老年人在应用某种剂量时可能会过量，而这种剂量不会导致年轻人过量。除此之外，老年人在使用药物时更可能出现副作用。另一个缺点是抗抑郁药物会导致其他的躯体疾病，如心脏病。所以，患有抑郁症的老年人和医生应该慎重地选择抗抑郁药物。

附录：术语表

Ⅰ型双相：双相情感障碍的一种类型，情绪在极度抑郁和极度躁狂中变换。

Ⅱ型双相：双相情感障碍的一种类型，情绪在抑郁症和轻性躁狂中变换。

边缘系统：脑的特定部分，调节情感、生理动力（如性欲）和应激反应。

并发抑郁症：和其他疾病共存的抑郁症。

产后精神病：产后抑郁症的严重类型，在产妇中的发生率为1‰~2‰。它的症状包括幻想、错觉和自杀的想法。

产后抑郁症：抑郁症的一种类型，与重性抑郁症的症状相同。在产后1周至6个月的产妇中发生率约为10%。

迟发性运动障碍：口、头和身体的不自主运动，是长时间应用抗抑郁药物导致的严重副作用。

电休克疗法（ECT）：也被称为休克疗法，是一种治疗抑郁症和躁狂症的快速、有效的方法。

非典型抑郁症：抑郁症的一种，病情发作时典型的重性抑郁症症状（悲伤）和不典型（饮食过多或睡眠过多）的症状交替出现。

非快速眼动睡眠：精神活动变缓慢但是并不停止的睡眠时相。在此时相中大脑发射频率慢且波幅大的脑电波。

混合状态：双相情感障碍的一种类型，患者同时出现抑郁症和躁狂症。

肌张力障碍反应：导致面部、颈部、舌、背部和眼睛不自主运动的肌肉收缩。抗精神病药物的副作用之一。

季节性情感障碍（SAD）：抑郁症的一种类型，只在一年中的特定时间发病。患有季节性情感障碍的人通常在冬天感到嗜睡和抑郁，而在夏季感觉正常或异常高兴。

基因标记：染色体上的特定变异。因为它们共同遗传了特定的基因，所以标记了特定基因在染色体上的定位。

基因地图：科学家试图将特定的基因特性定位于特定的染色体上的方法。

家庭疗法：心理疗法的一种，家庭成员通过学习关于抑郁症的知识，了解抑郁症患者的感情，帮助患者治疗抑郁症。

经前期焦虑综合征：患有此病的女性在每月月经来潮前的 1 ~ 2 周感到十分抑郁和易怒。

精神病性抑郁症：伴有幻想或错觉症状的抑郁症，患有重性抑郁症的人中约有 15% 患有此病。

精神性疾病：形容思维或情感疾病（包括抑郁症）的通用名词。情绪障碍是精神性疾病的一种类型，其他类型的精神性疾病包括焦虑性疾病，如疼痛发作；精神疾病，如精神分裂症。

静坐不能：无法静静地坐下休息，抗精神病药物的副作用之一。

抗焦虑药物：有时被用来治疗抑郁症的药物，也被称为镇静剂或安眠药。

抗惊厥药物：最早被用来治疗惊厥，这些药物对于控制双相情感障碍的症状也有帮助。

抗精神病药物：用来治疗在抑郁症发作时脱离现实的人，也被称为神经抑制药。

抗抑郁药物：这些药物能缓解抑郁症的症状。

快速循环型躁狂症：双相情感障碍的一种类型，患者在一年中有 4 次或超过 4 次的疾病发作。

轻型抑郁症：也被称为轻型抑郁性情感障碍，与重性抑郁症相似，但是症状比较轻微。

轻型躁狂：躁狂症的轻症形式，有时是双相情感障碍的轻症形式。

情绪稳定剂：用来治疗躁狂症或抑郁症的药物，如锂剂。

情绪障碍：也被称为情感障碍，是一组影响正常情绪的情绪总称。抑郁症就是一种情绪障碍。

去甲肾上腺素：脑内的一种神经递质（化学信息），被认为可以帮助调节情绪。

日周期节律：是人体每 24 小时一次的自然生物循环。

三唑酮：一种抗抑郁药物，有时被称为不典型抗抑郁药物，因为它的化学成分与其他抗抑郁药物不同。

三环类抗抑郁药物：一种通过阻止特定神经递质的重摄取来提升情绪的药物。

生物胺：一种神经递质，包括去甲肾上腺素、5- 羟色胺和多巴胺，被怀疑是导致抑郁症的因素之一。

双相情感障碍：也被称为躁狂性抑郁症、躁狂抑郁症、双相抑郁症。这是抑郁症的一种类型，在发病时抑郁发作和躁狂发作（欣快症）交替出现。

缩短的 REM 潜伏期：异常的睡眠，REM（快速眼动睡眠）在夜间出现的比正常情况下早，通常发生在抑郁症患者身上。

褪黑激素：是一种由松果体在夜间分泌的激素，松果体是脑的一部分。黑暗刺激其分泌而阳光抑制其分泌，褪黑激素被认为与季节性情感障碍的发病有关。

心理动力疗法：历时较长的心理疗法，其目的是通过改变患者的个性或性格特点来治疗疾病，而不只是简单的缓解症状。

杏仁复合体：脑边缘系统的一部分，解释情绪和控制情绪反应。

严重情感障碍：一系列影响情绪的疾病，包括抑郁症，也被称为情绪障碍。

运动不能：运动时肢体僵硬，抗精神病药物的副作用之一。

再发性短时抑郁症：抑郁症的一种，其症状和重性抑郁症一样严重，但是持续的时间较短。

躁狂症：情绪障碍的一种类型，特点是活动过度、易怒或欣快症，是双相情感障碍的一部分。

躁郁性气质：轻型双相情感障碍，患者的情绪在轻性躁狂和轻度抑郁症间转换，也被称为循环型情感障碍。

重性抑郁症：最常见的抑郁症类型，特点是长时间的悲伤或丧失愉悦感，和附加的情绪、思维、行为和躯体健康的改变。

重症躁狂：严重型躁狂症，有时是双相情感障碍的症状。